ALTERNATIV HEILEN

Dr. Wighard Strehlow, Doktor der Naturwissenschaften und Heilpraktiker, ist *die* Kapazität auf dem Gebiet der Hildegard-Medizin mit über 15jähriger Erfahrung. Er leitet seit 1993 das erste Hildegard-Kurhaus am Bodensee, in dem Hildegard-Heilkunde konsequent praktiziert wird. Seine Gesundheitswochen, die sich den wichtigsten Gesundheitsthemen und deren erfolgreichen Heilmethoden widmen, sind bahnbrechend bei der Behandlung schwerwiegender Erkrankungen.

VON DR. WIGHARD STREHLOW
SIND AUSSERDEM ERSCHIENEN:

Hildegard von Bingen – Das Gesundheitsprogramm
Herz- und Kreislauferkrankungen
Krebs und Abwehrschwäche
Rheuma und Gicht
Frauenheilkunde
Hautkrankheiten

Hildegard-Heilkunde von A–Z

Wichtiger Hinweis:

Die vom Autor vertretenen Auffassungen in bezug auf Krankheiten und ihre Behandlung weichen teilweise von der allgemein anerkannten medizinischen Wissenschaft ab. Jeder Leser ist aufgefordert, in eigener Verantwortung zu entscheiden, ob und wieweit die in diesem Buch vorgestellten Naturheilverfahren und Naturheilmittel für ihn eine Alternative zur Schulmedizin darstellen.

Besuchen Sie uns im Internet:
www.hildegardmed.com
www.st-hildegard.com

Dieses Buch wurde auf chlor- und säurefreiem Papier gedruckt.

Überarbeitete Ausgabe Februar 2001

Umschlaggestaltung Gerhard Kunze, Konstanz
Satz Barbara Rabus, Sonthofen
Druck und Bindung Ebner Ulm
Printed in Germany
ISBN 3-929735-02-4

2 4 5 3

Dr. Wighard Strehlow

Hildegard von Bingen –
Das Gesundheitsprogramm

Magen- und Darmleiden

Strehlow Verlag
Allensbach am Bodensee

Für George
und das kosmische Internet

Inhalt

Vorwort

Die beste Heilstätte der Welt, nebst Licht, Luft, Wasser und Sonne, ist eine mit Verständnis, Sorgfalt und Liebe geführte Küche.

Eine alte Volksweisheit besagt, daß »Essen und Trinken Leib und Seele zusammenhält« – unter der Voraussetzung, daß der Mensch die richtige Auswahl der Lebensmittel trifft und das rechte Maß einhält. Beides scheint uns Menschen in der westlichen Welt verlorengegangen zu sein, denn Essen und Trinken sind heute zum größten Risikofaktor geworden: 80 Prozent der sogenannten chronischen Zivilisationskrankheiten sind ernährungsbedingt! Dazu gehören sowohl die Herz-Kreislauf-Erkrankungen als auch Krebs, Rheuma, Leberleiden, Diabetes sowie die chronischen Magen- und Darmschleimhautentzündungen.
Die meisten dieser chronischen Krankheiten werden unheilbar bleiben, solange nicht auch die seelischen Ursachen, die diese Krankheiten auslösen, mitberücksichtigt werden. Jeder einzelne hat jedoch die Chance, durch eine vernünftige Ernährungs- und Lebensweise seine eigene Gesundheit verantwortungsvoll mitzugestalten.
Aber was sind die richtigen Ernährungs- und Lebensgewohnheiten? Die Antwort darauf wird uns heute auch aus einer zeitlosen Quelle gegeben, die die großen Zusammenhänge von Mensch und Schöpfung kennt und mitberücksichtigt.
Die Benediktiner-Äbtissin Hildegard von Bingen, deren

900jähriges Geburtstagsjubiläum in diesem Jahr weltweit gefeiert wird, hat vor 850 Jahren durch meditatives Hinsehen und Zuhören die Wunder der Schöpfung geschaut und beschrieben. In ihren Büchern sind die Ursachen der Krankheiten sowie deren Behandlungen, aber auch die Heilkräfte der Schöpfung dokumentiert. Unter den über 2000 Empfehlungen befinden sich über 100 Heilmittel für Magen und Darm sowie zahlreiche Empfehlungen über den gezielten Einsatz unserer Lebensmittel als Heilmittel.
Zusammen mit modernen naturwissenschaftlichen Erkenntnissen über die Mikrobiologie und den Erkenntnissen über das harmonische Zusammenspiel von Mikro- und Makrokosmos, Leib und Seele, Lebensmitteln, Darmflora, Immunsystem und seelischem Verhalten liegt in diesem Wissen der Schlüssel zur Behandlung von Magen- und Darmkrankheiten.
Für viele Menschen ist die Entstehung der chronischen Entzündungszustände von Magen und Darm sowie der daraus folgenden Krankheiten ein Rätsel. Dazu gehören so banale Symptome wie der Schluckauf oder das Sodbrennen, aber auch die gefürchteten Entzündungen von Magen- und Darmschleimhaut, Gastritis, Colitis oder Morbus Crohn. Ebenso die daraus entstehenden Autoaggressionskrankheiten, die zu einer Zerstörung des eigenen Körpers führen, wie im Falle der Leber die Hepatitis oder bei der Bauchspeicheldrüse die Zuckerkrankheit.
Aufgrund der zahlreichen Erfolge bei der Behandlung von zum Teil jahrelang andauernden Magen- und Darmkrankheiten wurde in diesem Buch ein Gesundheitsprogramm zusammengestellt, das der Behandlung und Prävention von Magen- und Darm-Erkrankungen dient.
Magen und Darm sind von Natur aus auf eine wunderbar

aufeinander abgestimmte Art miteinander verbunden. Mit einer Länge von fünf bis sieben Metern und einer Fläche von 200 bis 300 Quadratmetern ist der Darm nicht nur das größte, sondern auch das wichtigste menschliche Organ, das zudem noch zehnmal mehr Keime enthält, als unser Körper an Zellen aufweist. Diese physiologische Darmflora, eine Art Ökosystem, befindet sich idealerweise in einem Gleichgewicht. Davon hängen in hohem Maße unsere Gesundheit, unser Wohlbefinden und unsere Gefühle ab. Mehr noch: 80 Prozent unseres gesamten Immunsystems sind am Darm lokalisiert, um diese Mikroflora im Gleichgewicht zu halten. Jede Immunschwäche dieser Darmflora führt zu teilweise verhängnisvollen Konsequenzen für alle Organe und für die Gesundheit des Menschen. Die harmlose Darmflora könnte sich innerhalb von kürzester Zeit, praktisch in 20 Minuten, verdoppeln und zu Blutvergiftung auslösenden Erregern verwandeln, die alle Organe des Menschen infizieren. Zu den toxischen Stoffwechselprodukte dieser krankmachenden (pathogenen) Keime gehören so starke Desinfektionsmittel wie Phenole, Kresole, Skatol, biogene Amine und »Fuselalkohole«, die beispielsweise im Gehirn Migräne und Kopfschmerzen sowie Depressionen auslösen können. Fuselalkohole können die Leber wie eine Säuferleber vergiften, ohne daß der Patient auch nur einen Tropfen Alkohol getrunken hat.
Von ganz besonderer Bedeutung ist das Gleichgewicht zwischen Immunsystem und Darmflora bei der Gesunderhaltung der Schleimhäute und des Knorpels der Gelenke, denn hier liegen die eigentlichen Ursachen für die Autoaggressionskrankheiten, die wir als Neurodermitis, Heuschnupfen, Allergie, Asthma bei den Schleimhauterkrankungen und als Arthrose, Arthritis, Polyarthritis bei den Gelenk-

erkrankungen beobachten können. Eine erfolgreiche Behandlung muß daher immer auch eine Darmsanierung und eine Anpassung des Immunsystems mitberücksichtigen. Ohne sie ist eine echte Heilung nicht möglich.
Schließlich ist das Darmsystem noch die Zielscheibe aller seelischen und emotionalen Reaktionen infolge von Streß, Angst, Sorge, Kummer, weil Darm und Seele schicksalhaft miteinander verbunden sind. Viele von uns kennen Prüfungssituationen mit Durchfall oder besondere Belastungsreaktionen für den Darm bei Scheidungstermin, Kündigung oder Partnerschaftsverlust. Zusammenfassend kann man sagen, daß das Ökosystem Darm ein Meßinstrument für die Qualität unseres Immunsystems und ein Spiegel unserer seelischen Verfassung ist. Es kann sich schnell zum Guten wie zum Schlechten wenden, da die Keime in der Lage sind, sich in kürzester Zeit zu verdoppeln oder zu verringern.

Vorwort zur zweiten Auflage

Inzwischen sind nahezu 5000 Patienten mit den hier beschriebenen Heilmitteln erfolgreich behandelt worden. Die Heilerfolge sind sorgfältig mikrobiologisch dokumentiert und erbringen den Beweis, daß die meisten Krankheiten im Magen und Darm entstehen und von hier aus auch behandelt werden müssen.
Die erste Auflage war rasch vergriffen. Wegen der großen Nachfrage habe ich mich entschlossen, die zweite Auflage selbst herauszubringen, weil das Buch die Grundlage für die Magen-und-Darm-Gesundheitswochen im Kurhaus Hildegard darstellen.

Allensbach am Bodensee, *Dr. Wighard Strehlow*
im Frühjahr 2001

Das schulmedizinische Behandlungskonzept

Als die beiden australischen Forscher J. Robin Warren und Barry Marshall zum ersten Mal 1980 das Bakterium *Helicobacter pylori* entdeckten und für die Entstehung von Magen- und Darmgeschwüren, möglicherweise sogar von Magenkrebs verantwortlich machten, wurden sie von ihren Kollegen für verrückt erklärt. Magengeschwüre und Krebs – eine Infektionskrankheit? Das rüttelte an den Fundamenten der Schulmedizin: »Kein Ulkus ohne Säure!« So hatten es die angehenden Ärzte gelernt und immer wieder von der Pharmaindustrie gehört, die Milliarden-Umsätze mit Antiacida und vor allem mit den sogenannten H_2-Säureblockern Cimitidin und Ranitidin macht. Hatte man die Ulkuspatienten etwa jahrzehntelang falsch behandelt und versucht, eine Infektionskrankheit mit Säureblockern, Aluminiumpulver oder gar durch Operation zu heilen?

Erst ein heldenhafter Selbstversuch überzeugte auch Skeptiker: Barry Marshall trank einen Becher einer Zellkulturlösung mit *Helicobacter pylori* und bekam eine scheußliche Magenschleimhautinfektion! Heute, 17 Jahre später, akzeptieren alle Schulmediziner, daß die *Helicobacter pylori* die am meisten verbreiteten Erreger von Infektionskrankheiten auf der Erde sind und daß 80 bis 90 Prozent aller Magengeschwüre und 100 Prozent aller Zwölffingerdarmgeschwüre durch *Helicobacter pylori* ausgelöst werden. Barry Marshall wurde Professor für Gastroenterologie an einer Nobel-Universität in Amerika. Sogar die Pharmaindustrie ist wieder glücklich, denn nun kann man die Bak-

terien mit einer Tripeltherapie beseitigen: Man benötigt zwei Antibiotika (denn eins wirkt nicht), einen Säureblokker, um die Symptome zu beseitigen (oder eine sogenannte Protonenpumpe, um die Magensäure zu senken), und Wismut, um die Darmschleimhaut zu schützen. Nach dieser Roßkur sind die *Helicobacter pylori* und damit das Magen-Darm-Geschwür tatsächlich verschwunden. Dafür sind aber die natürliche Darmflora und das Immunsystem geschädigt. Die Schulmedizin spricht von einer »Heilung« – bis zur nächsten Infektion, denn *Helicobacter* gibt es überall, bereits Kinder sind damit verseucht. Die Bakterien werden unter anderem durch Küssen und von Fliegen übertragen, die sie von Kothaufen aufnehmen und auf Lebensmitteln absetzen.
Die seelischen Ursachen, die das Abwehrsystem schwächen und damit die Infektion erst zulassen, finden bei dieser Therapie logischerweise keine Berücksichtigung. Solange die auslösenden Ursachen nicht bekämpft werden, läßt sich keine echte Heilung erreichen.
Welches sind nun aber die wahren Ursachen von Magen- und Darmgeschwüren, und wie kann eine echte Heilung erreicht werden?

Magen-Darm-Therapie nach Hildegard von Bingen

Hildegard hat sich in ihren Visionen von jeher mit der Heilung des Menschen in seiner ganzheitlichen Existenz befaßt. Vier lebensnotwendige Bereiche gehören dazu:

- der spirituelle Bereich
- der kosmische Bereich
- der seelische Bereich
- der körperliche Bereich

Aus diesen vier Dimensionen fließen dem Menschen Heilkräfte zu, die ihn gesund erhalten. Er wird krank, wenn diese Heilkräfte fehlen.

Da jedes natürliche Heilmittel im Grunde ein eigener Mikrokosmos ist, der durch seine Energie und mit seiner Feinstofflichkeit mit dem Makrokosmos in Verbindung steht, verläuft eine Heilung nach Hildegard auf allen vier Ebenen gleichzeitig ab. Hildegard hat durch meditatives Zuhören und visionäre Schau die großen Zusammenhänge zwischen Mensch und Schöpfung entdeckt und die Heilkräfte in der Natur beschrieben. Die Heilwirkung dieser Mittel setzt allerdings die Bereitschaft voraus, die Ursachen, die zu der Erkrankung geführt haben, zu erkennen und zu bekämpfen.

In ihrem letzten Buch schreibt sie vom göttlichen Wirken:

»In der ganzen Schöpfung, in den Tieren, den Reptilien, Vögeln und Fischen, in den Kräutern und Bäumen sind geheimnisvolle Heilkräfte verborgen (Subtilitäten), die kein Mensch erkennen kann, es sei denn, sie werden einem von Gott geoffenbart.«

Und sie fügt noch in ihrem medizinischen Lehrbuch von den *Ursachen und Behandlungen der Krankheit* hinzu: »Diese Heilmittel sind von Gott gewiesen und befreien den Menschen von seinen Krankheiten – oder Gott will (noch) nicht.«

Magen und Darm – spirituell gedeutet

Magen- und Darmleiden können die Folge eines Defizits an spiritueller und göttlicher Kraft und Energie sein. Der Ulkus ist der körperlich sichtbar gewordene Ausdruck eines chronischen Mangels an dieser Heilungsenergie. Hildegard schreibt in ihrem ersten Buch *Scivias,* daß der Mensch eine ständige Sehnsucht nach der Zuneigung und Zärtlichkeit Gottes hat. Fehlt diese göttliche Nähe, wird er krank. Ein Magengeschwür kann sich in Magenkrebs verwandeln: »Mir ist es nicht zum Ekel, Wunden zu berühren, die mit Geschwüren bedeckt und ringsum von den Würmern zahlloser Laster angefressen sind, oder aus denen der üble Geruch der Schande und des schlechten Rufes entgegenweht … Ich schaue nicht an ihm vorbei, sondern suche sie sanft zu schließen. Den Anfang mache Ich damit, daß Ich das zehrende Gift der Bosheit herausziehe, indem Ich in diese Wunden hineinschaue und sie mit der linden Wärme berühre, die aus dem Hauch des Heiligen Geistes weht. Aber oft läßt man ein solches Übel in einer lange weiterfressenden Entzündung alt werden. Dann fängt die Sünde an, heftig in der Seele des Menschen zu brennen. Es entstehen Sündenwunden, deren Unreinheit infolge des Unrats der Würmer und des sich entzündenden Schmutzes in Beulen und Geschwüren zusammenfließt. Dann werden sie hart wie Stein, so hart, daß niemand daran denkt, ihre Härte zu brechen … Ich aber verlasse diesen Menschen nicht, sondern stehe mit Meiner Hilfe und Streitkraft für ihn im Kampfe ein. Anfangs werde Ich nur sachte die steinerne Härte seiner Sünden berühren, denn sie zu brechen ist schwer in dem so furchtbaren Geruch der schrecklichen Frevel, die die Ursache so großer Unreinheit und Nichtswürdigkeit sind.« (*Scivias,* III. Buch, 8. Schau)

Magen-Darm-Geschwüre nagen und bohren und kommen immer wieder, bis ihre Botschaft verstanden wird:

»Kehre um, du baust eine Ruine! Strecke deine Hände aus, und laß dir von Gott helfen«, denn:

»Ich halte sie mit starker Hand, indem Ich gerade durch solche Prüfungen ihre Selbstüberhebung von ihnen nehme.«

Drei Stufen führen zur Heilung:

1. Erkenntnis: »So kann es mit mir nicht weitergehen!«
2. Einsicht: »Ich kann mir nicht alleine helfen!«
3. Wende und Umkehr zu Gott.

»Doch es gibt auch Menschen, die Mich verstehen. Wenn Ich sie zuerst berühre, so spricht er: ›Wie geschieht mir? Ich weiß nichts vom Guten und bin nicht mehr imstande, etwas Gutes zu tun.‹ Und wiederum seufzt er in seiner Unwissenheit und spricht: ›Ach ich Sünder!‹ … Denn die Last seiner Sünde drückt ihn nieder … Dann rühre ich wieder an seinen Wunden. Und weil er bereits von Mir ermahnt wurde, versteht er mich jetzt besser. Er schaut in sich selbst hinein und spricht abermals: ›Weh mir! Was soll ich tun? Ich weiß nicht, was aus mir noch werden soll, wegen meiner vielen Sünden. Auch, wohin soll ich mich wenden, oder zu wem soll ich eilen, daß er mir helfe, meine Sünde zu tilgen und sie in Buße zu tilgen?‹ ... Dann erhebt er sich mit Feuereifer und in heldenhafter Buße zu Mir. Dann nehme Ich ihn alsbald vollständig auf und entlasse ihn als einen Geheilten. Solches Heil entsteht aus dem Verwesungsgeruch eines Menschen, den Ich nicht verlassen will, weil er Mich gesucht hat ...«

Die Schöpfung ist nicht abgeschlossen, sondern ein lebendiger Prozeß, der sich tagtäglich immer wieder von neuem vollzieht. Wachsen und Gedeihen verlaufen nach ewig gültigen Naturgesetzen durch die Kraft Gottes, die im Kosmos durch die vier Elemente wirkt. Die vier Elemente Feuer, Luft, Wasser und Erde sind die Bausteine des Kosmos, ohne die es kein Leben geben kann. Deshalb kann es auch im Weltall nur Leben geben, wenn es von den vier Elementen schützend versorgt wird.

Die vier Elemente sind im Menschen, und der Mensch wirkt mit ihnen. Die vier Elemente sind untereinander so eng verbunden, daß keines vom anderen getrennt werden kann. Sie halten sich untereinander so fest, daß sie das Firmament genannt werden.

Wir brauchen nur unsere Augen zu öffnen, um zu sehen, welche gewaltigen Kräfte wirken, um Leben im Überfluß hervorzubringen. Im Erdreich, das Hildegard die »Werkstatt Gottes« nennt, schlummern im Winter unzählige Samen. Sie warten auf den warmen Frühlingsregen, um sich explosionsartig zu einer vielfältigen Pflanzenwelt zu entwickeln, die durch die Einwirkung der Sonnenenergie bald zu blühen beginnt und spätestens im Herbst ihre Früchte hervorbringt.

Dieselben Elemente, die Gott geschaffen hat, schreibt Hildegard in ihrem Lehrbuch *Causae et Curae,* sind »auch im Menschen, und der Mensch wirkt mit ihnen«. Die vier Elemente erhalten die menschliche Gesundheit und schenken die Lebensfunktionen, die fünf Sinnesorgane: »Feuer, Luft, Wasser und Erde sind im Menschen, und aus diesen besteht er. Vom Feuer hat er seine Wärme, von der Luft den Atem, vom Wasser sein Blut und von der Erde sein Fleisch. Ebenso verdankt er seine Sehkraft dem Feuer, der Luft sein Gehör, dem Wasser seine Beweglichkeit und der Erde seinen Gang ... So erhalten die Elemente, wenn sie geordnet im Menschen wirken, denselben und machen ihn gesund. Halten sie in ihm keine Eintracht, so machen sie ihn krank und töten ihn.«

»Ebenso«, schreibt Hildegard in ihrem letzten Buch *Von den göttlichen Werken,* »hat Gott auch die Gestalt des Menschen nach dem Bauplan des ganzen Kosmos geformt ... Und wie Gott das riesige Instrumentarium des Universums nach ausgewogenen Proportionen bemessen hat, hat er auch den Menschen in seiner kleinen Gestalt nach den gleichen Gesetzmäßigkeiten gebildet.«

»Mitten im Kosmos steht der Mensch ... An Statur ist er zwar klein, seine Seelenkraft ist jedoch gewaltig ... Wie der Leib des Menschen die Größe des Herzens übertrifft, sind auch die Seelenkräfte gewaltiger als die des Körpers ..., da sich die Seele über den gesamten Erdkreis ausstreckt ... O Mensch, siehe den Menschen an! Der Mensch hat nämlich Himmel und Erde und alles, was geschaffen ist, in sich in einer Gestalt vereinigt, und alles liegt in ihm verborgen.«

Hildegard betont immer wieder die Verbundenheit von Leib und Seele und das Verwobensein des Menschen mit den vier Elementen:

»So ist der Mensch von Anfang an zusammengesetzt, oben wie unten, außen wie innen, überall existiert er mit seiner Leiblichkeit, und das ist das Wesen des Menschen ... Handelt der Mensch richtig, halten auch die Elemente ihre rechte Bahn. Handelt er ungerecht, lenkt er die strafenden Schicksalsschläge der Elemente auf sich ... So ist der Mensch – ein Wesen aus Leib und Seele, und er existiert als das Werk Gottes mit allen Geschöpfen.«

Der Mensch ist aber auch ein Rebell, der sich gegen die Schöpfung auflehnt. Er versucht, sie zu manipulieren und einseitig Profit aus ihr zu ziehen. Ein Beispiel sind die Macher und Mächtigen der Gentechnologie, die ihre Produkte anpreisen, »damit die Menschheit überleben kann«. Wir sehen jedoch heute deutlicher als je zuvor auch die gravierenden Schäden für die Schöpfung, die uns die Errungenschaften des technischen Fortschritts gebracht haben und die Hildegard aus visionärer Schau bereits vor 850 Jahren anprangerte:

»Und Ich hörte, wie die vier Elemente mit einem wilden Geschrei zu Gott riefen: ›Wir können nicht mehr laufen und unsere Arbeit nach unserem Auftrag erfüllen, denn die Menschen kehren uns mit ihren schlechten Taten wie in einer Mühle von unten nach oben. Wir stinken schon wie die Pest und vergehen vor Hunger nach der Gerechtigkeit.‹«

Gott reinigt die vier Elemente durch verheerende Naturkatastrophen: Stürme, Orkane, Überschwemmungen, Erdbeben und Feuersbrünste. Sie bringen die Menschen wieder zur Vernunft:

»Mit meinem Besen will Ich euch reinigen und die Menschen so lange heimsuchen, bis sie sich wieder zu Mir wenden. Mit den Qualen derer, die euch verunreinigt haben, will Ich euch reinigen, so oft ihr besudelt werdet. Doch nun stinken alle Winde wie Moder, und die Luft ist verschmutzt, so daß die Menschen nicht einmal wagen, den Mund aufzumachen. Seht ihr Mich denn nicht mehr bei Tag und Nacht? Seht ihr Mich, wenn ihr sät und die Saat aufgeht? Jedes andere Geschöpf erkennt seinen Schöpfer: Nur der Mensch ist ein Rebell!«

Die seelischen Ursachen von Magen-Darm-Krankheiten und die Heilkräfte der Psyche

Hildegard beschreibt in ihrem psychotherapeutischen Buch von den Wertmaßstäben des Lebens (übersetzt als *Heilen mit der Kraft der Seele)* 35 seelische Schwächezustände, durch die der Mensch krank werden kann, und 35 Heilkräfte, die hinter den Schwächezuständen stecken.
Acht dieser Kräftepaare sind ganz besonders für die Magen- und Darmkrankheiten zuständig, dazu gehören:

1. Gefräßigkeit, Hineinschlingen *(ingluvies ventri)* – Verzicht, Abstinenz *(abstinentia)*
2. Sauer werden *(acerbitas)* – Großzügigkeit *(vera largitas)*
3. Verantwortungslosigkeit *(impieta)* – Güte *(pietas)*
4. Lüge *(fallacitas)* – Liebe zur Wahrheit *(veritas)*
5. Streitsucht *(contentio)* – Liebe zum Frieden *(pax)*
6. Unglückseligkeit *(infelicitas)* – glücklich *(beatitudo)*
7. Maßlosigkeit *(immoderatio)* – im rechten Maß *(discretio)*
8. Die verkrachte Existenz *(perditio animarum)* – das Seelenheil *(salvatio animarum)*

Diese acht Kräftepaare entscheiden nach Hildegard über die Gesundheit von Magen und Darm. Fast ausnahmslos bestätigen die Patienten, daß ihre Leiden von negativen Einstellungen, die ihre Lebenskraft mindern, geprägt sind.

Nicht die lebenslustigen, sondern meist die melancholischen »armen Schlucker« bekommen Magengeschwüre. Sie haben bereits in ihrer Kindheit gelernt, immer wieder den »Mund zu halten« und ihre Aggressionen zu unterdrücken. Ein gutes Beispiel dafür ist Wilhelm Buschs Meister Böck und seine kluge Frau, die bereits erfolgreich die Wärmetherapie einsetzt:

»Alles konnte Böck ertragen,
ohne nur ein Wort zu sagen;
aber wenn er dies erfuhr,
ging's ihm wider die Natur …
wie der Böck von der Geschichte
auch das Magendrücken kriegte.
Hoch ist hier Frau Böck zu preisen!
Denn ein heißes Bügeleisen,
auf den kalten Leib gebracht,
hat es wieder gut gemacht.«

(Wilhelm Busch, *Max und Moritz,* 2. Streich)

Das Leben bejahen, den alten Groll hinter sich lassen, den Eltern verzeihen und vergeben und von den ewigen Schuldzuweisungen loslassen können, all das wirkt sich auf den Heilungsverlauf positiv aus. Die positiven seelischen Kräfte unterstützen den natürlichen Selbstheilungsprozeß. Daher kann die Beseitigung von seelischen Konflikten auch dazu beitragen, chronische Magen- und Darmentzündungen zu heilen. Hier liegt das Erfolgsgeheimnis von Hildegards Heilkunde, wobei sie bereits vor 850 Jahren in einem umfassenden Sinn die gesamte Psychosomatik vorwegnimmt. »An keiner Stelle«, schreibt der Arzt Dr. J. von Zedtwitz, »ist der Gegensatz zwischen aufbauenden und zerstörenden Faktoren so groß wie im Magen.« Im Magen und Darm prallen die Gegensätze von Aggression und Protektion am schärfsten aufeinander. Da ist einerseits der Magensaft mit seiner aggressiven Salzsäure (pH-Wert 1–2), die in der Lage ist, Eiweiß aufzulösen und in seine Bausteine, die Aminosäuren, zu zerlegen. Andererseits ist da die Magenschleimhaut, die den Magen davor schützt, nicht auch von der Säure zerstört zu werden.

Hildegard weist in ihrer Psychotherapie immer wieder darauf hin, wie wichtig der goldene Mittelweg zwischen »Nicht-Übertreiben und Nicht-Untertreiben« für die Gesundheit des Menschen ist. Sie nennt diesen Zustand »discretio«, das rechte Maß in allen Dingen – die Tugendkraft Nummer eins der Benediktiner. Diese »discretio« kann uns bei unseren persönlichen täglichen Entscheidungen für unsere Gesundheit, in unseren Beziehungen zu anderen Menschen, im Beruf, in der Politik und auch in unserem spirituellen Leben die entscheidende Kraft geben.

In bezug auf die Gesundheit schreibt Hildegard:

»Werden die Speisen im Überfluß aufgenommen, erkrankt (entzündet sich) das Fleisch infolge unangemessener Verdauungssäfte *(livor)*. Wird zuwenig als notwendig aufgenommen, wird das Fleisch schlaff und magert ab. So ist der Magen der Verteiler für die Aufnahme und Abgabe der Speisen ... Daher soll sich der Mensch, der nicht durch Fleisch und Blut, sondern durch die Kräfte der Seele, mit denen er Gott erkennt, das Gute tut, vor Übertreibungen in acht nehmen ... Denn wie der Mensch durch zuviel oder zuwenig Speisen krank wird, wird auch seine Seele durch Überheblichkeit und zu große Enthaltsamkeit, die ohne das rechte Maß ist, geschwächt.« (*LDO,* 4. *Visio,* 75)

Die »Psychotherapie« der Hildegard-Heilkunde

Wir lernen durch Hildegards visionäre Schau die Krankheiten des Leibes als symbolische Spiegelbilder der Seele kennen (siehe die acht Kräftepaare auf Seite 21). Hildegard beschreibt das Feuer, das man als Symbol von Fieber, Brennen, Entzündungen und Infektionen deuten kann.

Würmer machte Hildegard für ganz starke Schmerzen, Fäulnis durch Viren, Darmparasiten, Bakterien und Pilze verantwortlich. Wie sollte sie auch die Mikroorganismen gekannt haben, die teilweise erst vor hundert Jahren entdeckt wurden?

Das Bild vom Abgrund wählt Hildegard für besonders ausweglose körperliche und seelische Krankheiten, die wie ein Schicksalsschlag aus »heiterem Himmel« den Menschen befallen.

Drachen symbolisieren Zustände, bei denen aus einer Krankheit eine andere hervorquillt: Aus einer Gastritis entsteht ein Magengeschwür, aus dem Geschwür entwickelt sich Magenkrebs.

Schlangen werden von Hildegard als Schatten oder Schwäche des Menschen gedeutet. Den Patienten fehlt es an Lebenskraft, was zu nicht heilbaren Schäden führt.

Besonders oft werden von Hildegard im Zusammenhang mit Magen- und Darmkrankheiten Orte beschrieben, die nach Pech und Schwefel stinken (Blähungen, Verdauungsstörungen). Sümpfe, Meerestiefen und Brunnenlöcher gelten als Symbole von Magen und Darm. Doch gehören zu all den Lastern auch die Tugenden. Dies sind die seelischen Heilkräfte. Für 28 von 35 seelischen Konflikten sieht Hildegard das Fasten als Universalheilmittel, um die eigenen Schwächen zu erkennen und zu wandeln.

Magen-Darm-Krankheiten als Folge von zuviel Essen und Trinken

Ingluvies ventri – das »Hineinschlingen«, die »Gefräßigkeit« ist die Ursache vieler Zivilisationskrankheiten. Unsere Gesellschaft verbraucht einen großen Teil ihrer Energie dafür, sich krank zu essen und sich dann wieder davon zu kurieren. Die armen Völker der sogenannten unterentwickelten Welt kennen keine Zivilisationskrankheiten, solange sie nicht unsere Lebensweise übernehmen.

Wie eine Schlange – dem Symbol von Magen und Darm – fragt die Gefräßigkeit:

»Gott hat doch alles geschaffen, warum sollte ich verkümmern? … Ich wäre ja dumm, wenn ich nicht meine Freude an all den schönen Dingen hätte, zumal ja auch Gott will, daß dem Menschen nichts an seinem leiblichen Wohl fehle!«

Welche Perversion: Gottes Wille als Ursache von Völlerei und Saufen und deren Folgen! Der Gefräßigkeit tritt energisch die Enthaltsamkeit entgegen:

»Kein Mensch würde eine Zither so spielen, daß ihre Saiten springen. Sind die Saiten kaputt, klingen sie auch nicht mehr. Du Schlemmer stopfst deinen Bauch so voll, daß dabei deine Adern platzen und verkrampfen. Wo ist da noch der süße Ton der Weisheit, die Gott dem Menschen geschenkt hat? … Der unmäßige Genuß von Fleisch und Wein zerstört ihn wie ein Regenguß das Land … Ich nehme Maß am Menschen, damit dem Leib nichts fehlt und er auch nicht zu voll mit Speis und Trank gestopft wird. Ich bin eine Zither, die mit schönster Harmonie erklingt und mit ihrem guten Klang die Herzensverhärtung (Arteriosklerose) aufbricht. Wenn sich der Mensch maßvoll ernährt, spiele ich für ihn im Himmel eine Zither ... Du verstehst nichts und verschließt deine Augen, denn einmal stürzt du dich in unangemessenes Fasten, so daß du kaum noch leben kannst, dann aber schlägst du deinen Bauch so voll, daß du davon erglühst und erbrichst. Ich esse aber in Maßen, so daß die Verdauungssäfte nicht austrocknen und aus den Fugen geraten.«

Lebensgefährliche chronische Zivilisationskrankheiten entstehen durch zuviel Essen und Trinken, besonders durch zuviel fettes Fleisch, durch zuviel fetten Käse, Eier und Milchprodukte. Sie regen zuviel Gallensäure an, die Hildegard für die meisten Krankheiten verantwortlich macht. Die Gallensäure übersäuert das Blut. Die Folge sind Durchblutungsstörungen, ein kalter Magen und ein brennendes Gefühl (Sodbrennen) beim Durchtritt der Gallensäure durch die Magenschleimhaut. Die Gallensäure ist die eigentliche Ursache für Gastritis und Magengeschwüre, weil sie den Schmerz auslöst, die Magenschleimhaut entzündet und schließlich zerstört. Es ist daher unsinnig, die Magensäure durch sogenannte H_2-Säureblocker zu senken, denn nicht die Magensäure, sondern die Gallensäure ist für die Magengeschwüre verantwortlich!

»Wegen des vielen Fressens und Saufens, mit dem sie ihren Leib bedrängt haben, solange sie noch in diesem Zustand weilten, müssen sie nun die Glut des Feuers ertragen (Sodbrennen, Gastritis). Wegen der zahlreichen Übel, die sie sich durch ihre Gefräßigkeit zuzogen, müssen sie den Rauch dieses Brandes aushalten (Blähungen, gastrokardiale Roemheld-Schmerzen). Und da sie dies alles mit Übertreibung taten, leiden sie nun an den Funken dieses Feuers (Magenschmerzen) wie auch am Anblick dieser Qualen (Fettbauch, Übergewicht).«

Von der psychotherapeutischen Heilung der Freßsucht
Durch Hildegard-Fasten werden die Schlemmer kuriert: »Menschen, die nichts anderes als einen vollen Bauch lieben, sollen sich in Abstinenz an Speis und Trank üben, falls sie sich von diesem Dämon und dem Elend dieser Strafen befreien wollen.«
Hilfe bringen auch die Edelsteine – vor allem der Diamant. Viele Faster haben sich bereits davon überzeugt, daß der Diamant den Heißhunger beseitigt. In einer goldenen Fassung wird er an einem kleinen Kettchen getragen und immer wieder einmal in den Mund gesteckt. So ist der Diamant, der auch als Rohstein verwendet werden kann und nicht geschliffen sein muß, ein treuer Begleiter gegen die Fettsucht.

Die Schwangerschaft und ihr Einfluß auf die Gesundheit vom Magen und Darm

Alle chronischen Magen- und Darmkrankheiten sind sehr eng mit der Biographie des Patienten verknüpft und gehen oft in die Kindheit, meist sogar in die Zeit der Schwangerschaft zurück. Die seelischen Ursachen der Magen- und Darmerkrankungen sind in fast allen Fällen von den Umständen der Schwangerschaft geprägt. Die zehn Monde (10 x 28 = 280 Tage) im Mutterleib können für das Baby Paradies oder Hölle sein und das weitere Leben vorprogrammieren.
An Gottes Schöpfung gibt es nichts zu verbessern. Wie Hildegard zu ihrem Meditationsbild »Leib und Seele« in der *Scivias I, 4. Vision,* schreibt, hat der Schöpfer selbst seinen Samen dem Menschen anvertraut, damit aus diesem Erbgut

Menschen entstehen, die guten Willens sind und das Schöpfungsziel verfolgen: »Friede auf Erden und dem Menschen ein Wohlgefallen.« Wie wir alle wissen und jeden Tag sehen, sind wir von diesem Ziel durch das Zutun des Menschen weit entfernt. Wir sehen in dem Visionsbild eine schwangere Frau und drei verschiedene Männergruppen, die in ihren Händen Schalen mit drei verschiedenen Samenqualitäten tragen: Gutes Erbgut von lebenstüchtigen Lebenskünstlern, Erbgut von melancholischen Männern mit negativer Lebenseinstellung und solches von Menschen, das bereits von einem Teufelchen verdorben wurde. Daraus entstehen die *Debilitates* – Menschen mit familiär belasteten, krankmachenden Erbanlagen. Auch die Homöopathie kennt diese drei Erbkrankheitsbilder und ihre Heilmittel:

- Tuberkulose – Tuberkulinum
- Krebs – Medorrhinum
- Syphilis – Luesinum

Darüber hinaus gibt es Familien, die mit Trinkern, Selbstmördern oder ähnlich Problembeladenen belastet sind. Das alles muß keinen weittragenden Einfluß haben bei Kindern, die von Eltern unter *amor caritates*, das heißt in »vollendeter Liebe« gezeugt werden, also Eltern, die sich im Moment der Zeugung gegenseitig lieben und respektieren.

Von der Seele – unserem himmlischen Erbteil

Aus dem himmlischen Blau sehen wir ein goldenes Viereck mit einer goldenen Nabelschnur durch die Fontanelle in das Baby einziehen. Dies ist die Seele – unser himmlischer Anteil, eine Mitgift Gottes, wodurch wir unser ganzes Leben lang mit der himmlischen Lebenskraft verbunden sind.

Über sie singt Hildegard viele Lieder: »Es gibt eine Kraft in der Ewigkeit, und diese Kraft ist Grün.«
Die vier Ecken der Seele symbolisieren die vier Elemente und die drei Felder die Dreieinigkeit: Vater, Sohn und Heiliger Geist. In diesem Kraftzentrum liegen unsere Heilungs- und Lebenskräfte verborgen. Sobald die Seele inkarniert ist, bewegt sich das Baby, die Mutter spürt die ersten Kindsbewegungen etwa im dritten Monat. Darin liegt aber keine Legitimation für die Abtreibung, denn es kann nicht Sinn der Schöpfung sein, Leben vorzubereiten, um es vorzeitig wieder zu vernichten!

Von guten Mächten wunderbar geborgen – unser irdischer Erbteil

Von den acht Kräftepaaren hängt unser weiteres Wohl oder Wehe ab, je nachdem, wie die Eltern die Schwangerschaft gestalten. Das Beste, was einem Kind passieren kann, sind Eltern, die die oben beschriebenen Kräfte kennen und beherzigen. Eltern, die *abstinent* leben: Verzicht aufs Rauchen, auf chemische Medikamente, Gift im Kochtopf und weitgehend auch auf Sex während der Schwangerschaft – dem Baby zuliebe. Das Beste sind Eltern, die sich auf ihr Baby freuen und nicht *sauer* werden, weil nun wieder »etwas unterwegs« ist. Hildegard nennt diesen Zustand *acerbitas* (von lateinisch *acer* = Säure, Schwarzgalle). Die Eltern streiten eventuell auch über Abtreibung, und die frisch inkarnierte Seele zittert um ihr Leben. Kaum ist sie auf dieser Erde, schon wird sie mit Verantwortungslosigkeit *(impietas),* Lüge *(fallacitas)* und Streit *(contentio)* konfrontiert. Das Lebensprogramm eines lebensfrohen Menschen braucht großzügige *(vera largitas)*, gute *(pietas)* Eltern, geprägt von der Liebe zur Wahrheit und zum Frieden *(veritas* und *pax)*. Aus diesem Stoff entstehen glückliche Kinder *(beatitudo)*, deren Seele vollendet und ausgeglichen *(discretio* und *salvatio animarum)* das Licht der Welt erblicken kann, anstatt haltlos und verloren *(immoderatio* und *perditio animarum)* in die Welt gestoßen zu werden. Die solchermaßen vorbelasteten Kinder neigen zu Traurigkeit oder Verkrampfung und werden zum »armen Schlukker«. Sie werden mit großer Wahrscheinlichkeit in ihrem späteren Leben unter Magen-Darm-Problemen leiden, solange nicht die alten Wunden verheilt sind. Wir werden also gut daran tun, diese Konflikte bei Magen-Darm-Patienten anzusprechen und mit zu berücksichtigen.

Heil an Leib und Seele

Der nachfolgende Fall eines Morbus-Crohn-Patienten zeigt sehr deutlich, daß eine umfassende Heilung gleichzeitig auf mehreren Ebenen ablaufen muß, um erfolgreich zu sein. Werden aber alle Bereiche einer ganzheitlichen Heilung in Erwägung gezogen, können auch Heilungen auf spiritueller, seelischer und körperlicher Ebene erfolgen. Aus dieser ganzheitlichen Sicht ist es vollkommen klar, daß eine Medizin, die sich nur auf die körperliche Ebene konzentriert, zu einer sinnlosen Verschwendung von Zeit, Geld und Intelligenz führen muß, weil sie total am Ziel vorbei behandelt. Lesen wir in einem schulmedizinischen Bericht aus einer Klinik für Verdauungs- und Stoffwechselerkrankungen:

Fallbeispiel

➾ Seit dem neunten Lebensjahr Gesichtskrämpfe. Mit 14 Jahren erste Aufnahme in ein Kinderkrankenhaus wegen einer bedrohlichen Durchfall-Erkrankung, vermutlich *Enteritis terminales*. Mit 18 Jahren Desensibilisierungsbehand-

lung bei einer Allergie gegen Hausstaub und Milben. Mit 21 Jahren erneuter Krankenhausaufenthalt wegen blutig-schleimiger Durchfall-Erkrankung, die als Morbus Crohn diagnostiziert wurde. Sulfonamid- und Cortisontherapie führten zu Erbrechen und einer Schädigung der Darmflora mit einer Überwucherung mit Hefen. Wegen einer entzündeten Darmschleimhaut *Candida-albicans*-Infektion des Blutes mit Sepsisgefahr. Inzwischen waren bereits Leber und Galle in Mitleidenschaft gezogen. Orale Nystatin-Therapie gegen die Candida-Infektion führte zu weiterem Anstieg der pathologischen Leberwerte. In der Folge wieder Cortisongabe mit Besserung der Leberwerte, aber Ausbildung einer starken Akne. Im Alter von 23 Jahren Entlassung aus der schulmedizinischen Behandlung mit Cortison, Urodesoxicholsäure und Azusulfidine als Dauermedikation mit »weitgehend normaler Laborkonstellation«.
Kein Wort von Diät, Lebensstil oder seelischen Ursachen. Inzwischen schrieb der Patient: »Mit 27 Jahren bin ich davon überzeugt, daß die Erkrankung meines Darms und der Galle nur einen Nebenschauplatz meiner eigentlichen gesundheitlichen Probleme darstellte. Sie sind zum Hauptschauplatz geworden, weil die wirklichen Hintergründe nicht erkannt bzw. unwissenschaftlich von außen unterdrückt wurden.«

Die Anamnese – Suche nach den Hintergründen

Die Behandlung konnte nur durch eine umfassende Einbeziehung aller seelischen und familiären Hintergründe Erfolg haben:
»Hinter meiner Darmerkrankung steckte eine Herzschwäche, die ich von mütterlicher, und eine Nervenschwäche, die ich von väterlicher Seite geerbt hatte. Darüber hinaus

sind sowohl mein Großvater als auch sein Bruder an Herzinfarkt gestorben, so daß ich mit großer Wahrscheinlichkeit aus einer Herzfamilie stamme.
Durch meine Mutter bin ich von einer ängstlich-traurigen Stimmung geprägt. Typisch für das Krankheitsbild der Depression ist ein tiefsitzendes Schuldgefühl, in dieser Welt keine Berechtigung zu haben. Von seiten meines Vaters habe ich den starken Eigenwillen geerbt, den ich aus Angst vor der Realität unterdrückte. Wie von Hildegard von Bingen beschrieben, geriet ich dadurch in starke Sinneskrisen – als Kehrseite des Zorns, der zu einer Depression gar nicht mehr fähig war. Dafür neigte ich zu starker Reaktion auf Galle und Gallenflüssigkeit, die zu Traurigkeit und Stimmungsschwankungen führte.«

Heilung auf der körperlichen Ebene

»Bei meiner Heilung bestand die Schwierigkeit, Herz und Kopf, Leber, Galle und Darm in Zusammenhang zu sehen. Hilfreich war daher eine Therapie auf möglichst umfassendem Niveau, wie zum Beispiel die Behandlung vom Herz mit Galgant und Petersilientrank (»Herzwein«), vom Nervensystem mit Nerventee und Nervensuppe sowie vom vegetativen Nervensystem (die Leber und die Galle) mit Massagen des Sonnengeflechts mit Tannensalbe. Die Berücksichtigung sowohl der Magen- und Darmerkrankungen als auch der angeborenen Herzschwäche führte zu einer tiefgreifenden Heilung meiner Morbus-Crohn-Erkrankung.«
Außerdem wurde dem an seinem körperlichen Symptomen verzweifelten Patienten durch die Mitbehandlung von Nerven und Galle mit Hilfe der hildegardischen Antidepressiva (gelöschter Wein, Flohsamen und Dinkelkost) entscheidend geholfen.

Heilung auf der seelischen Ebene

Es kann gar nicht deutlich genug gesagt werden, wie wichtig in diesen und ähnlichen Fällen das Bewußtwerden der seelischen Ursachen der Magen-Darm-Erkrankung ist. Insgesamt hatte der Patient den unbedingten Willen, von der Krankheit und den seelischen Verletzungen seiner Kindheit loszulassen. Außerdem wollte er sich grundsätzlich von seinen alten Problemen lösen, um endlich erwachsen werden zu können. Es stellte sich die Frage, ob nicht in der chronischen Phase zunächst erstmal die Reaktion von Angst und Trauer auf Herz und Darm sowie von Zorn und Ungeduld auf Nerven und Galle entschlüsselt werden müßte. In einer akuten Phase ist dagegen eine sofortige Organtherapie gewiß unverzichtbar.

»In meiner Kindheit hatte die Angst zu Gesichtskrämpfen geführt, später lösten Schuldgefühle in der Pubertät Darmkrämpfe aus sowie Trauergefühle im Bereich der Galle Krämpfe des Sonnengeflechts. Hier waren starke seelische Heilkräfte erforderlich, um die belastenden Hintergründe auszuräumen. Dabei war die Liebe als stärkste Heilkraft gegen die Urangst am wirksamsten: Das Gefühl, ein Gotteskind zu sein, geliebt, gewollt und angenommen von einem Gott, der tief im Innersten des Menschen empfunden und gefunden werden kann. Die Kraft des Glaubens gegen die Schuld als Reaktion auf Magen und Darm sowie die Heilkraft der Hoffnung, daß alles einen tieferen Sinn hat, den es hinter dieser Krankheit zu entdecken gilt, sie halfen gegen Trauer und Zorn. Das Bewußtsein, geliebt zu werden, führten zu einer Befreiung von einer durch Angst verursachten körperlichen Verkrampfung und zu einem Nachlassen der Entzündungszustände im Darm.«

Die spirituelle Heilung

Erstarrungen im Denken, die Versteinerung des Herzens, Schuldzuweisung auf Vater und Mutter lassen sich am besten spirituell mit Hilfe des Himmels beseitigen. Gebet und Gottvertrauen und schließlich aus einem größeren Verständnis heraus Vater und Mutter zu verzeihen und sie schätzen zu können, das waren im geschilderten Fall die entscheidenden Vorleistungen, damit die Hildegard-Medizin ihre ganzheitliche Wirkung entfalten konnte. Erst als der Patient dies erkannte, konnten entkrampfende Heilmittel wie Fenchel und Galgant, Wermut und Wasserlinsentrank, Wärme und Ruhe, Schlaf und maßvolle körperliche Bewegung, warme Duschen, beruhigende Musik sowie die bereinigenden Heilmittel Aderlaß, Salbei- und Ringelblumentee ihre volle Wirkung entfalten.

Die Heilung wurde gefördert durch ein harmonisches Leben im Rhythmus der Natur, im Einklang mit der Schöpfung, durch frische Luft, Wasser und Erde. Nun erst wurde dem Patienten zum ersten Mal bewußt, daß er eine sinnvolle Rolle in der Harmonie der ganzen Schöpfung spielt und daß er selbst ein Teil dieser großartigen Symphonie ist.

Dieser Heilerfolg ist ein wundervoller Beweis für das ganzheitliche Zusammenspiel von Körper, Seele und Geist, von Kosmos und Schöpfer, für ein geniales Heilungssystem, das jeder Mensch im tiefsten Inneren selber aktivieren kann.

Die sechs goldenen Lebensregeln

Krankheiten sind nach Hildegard keine unausweichlichen Schicksalsschläge, die den Körper wie »aus heiterem Himmel« befallen, sondern eine Folge falscher Lebens- und Ernährungsgewohnheiten, die man eigenverantwortlich immer wieder neu korrigieren kann. Der Mensch ist daher auch den Krankheiten nicht auf Gedeih und Verderb ausgeliefert, sondern kann sie durch eine ganzheitliche Lebensweise, die sich nach Hildegard zu sechs goldenen Lebensregeln zusammenfassen läßt, verhüten oder natürlich behandeln mit Hilfe von:

1. Heilmittel aus der Schöpfung: »In der ganzen Natur, in den Tieren, Reptilien, Vögeln und Fischen, in den Pflanzen und Bäumen (ja sogar in den Edelsteinen), sind Heilmittel für den Menschen *(Subtilitäten)* verborgen, die niemand wissen kann, wenn sie einem nicht von Gott geoffenbart werden.«
2. Lebensmittel als Hilfsmittel: Die Natur stellt alles zur Verfügung, was der Mensch zum Leben braucht. Dadurch werden chemische Zusätze, Vitamin- oder Mineralienpillen sowie gentechnisch veränderte Lebensmittel überflüssig.
3. Ein Leben im Wechsel von Arbeit und Gebet, Leistung und Entspannung nach der uralten Weisheitsregel der Benediktiner: *Ora et labora.*
4. Ein Leben im Rhythmus der Natur von Tag und Nacht mit natürlichem Schlafen und Wachen, ausreichender Ruhe und Bewegung.
5. Reinigung des Körpers von schlechten Säften durch Aderlaß, Schröpfen, Hitzeheilung (Moxibustion), Sauna, Bäder und Feuermassagen.
6. Reinigung der Seele von ihren Schwächen durch das Hildegard-Fasten als Universalheilmittel.

Daraus ergibt sich ein Gesundheitsprogramm für Magen und Darm, das sich bei Tausenden von Patienten mit zum

Teil schweren chronischen Krankheiten bewährt hat. Die durch dieses Programm erzielten Erfolge demonstrieren auf überzeugende Weise, daß viele ernsthafte Magen- und Darmerkrankungen, die jahrelang mit starken Medikamenten wie Cortison oder Antibiotika behandelt wurden, durch eine konsequente Ernährungsumstellung auf Dinkel, Obst und Gemüse und eine natürliche Lebensweise ausheilen. Dadurch konnten die zum Teil gesundheitsschädigenden chemischen Arzneimittel abgesetzt werden, und es stellte sich bei den Patienten wieder Lebensfreude ein.

Die Krankheiten von Magen und Darm – Symptome und Behandlung

Mit seinen 200 Quadratmetern ist der Darm das größte Organ des Menschen. Schon seine imposante Größe signalisiert uns seine besondere Bedeutung für das menschliche Leben. Der Darm beschafft die Bausteine für Milliarden von Körperzellen, sorgt für die Lebensenergie und ein starkes Abwehrsystem.

Ein großer Teil unserer Aktivitäten ist darauf ausgerichtet, tagtäglich die richtigen Lebensmittel auszuwählen, um die Darmfunktion aufrechtzuerhalten. Milliarden von Mikroorganismen sind im Darm dafür zuständig, mit Hilfe von Verdauungssäften Nahrung aufzuschließen. Diese Verdauungsvorgänge werden von einem hochintelligenten Immunsystem überwacht, damit die Darmflora nicht außer Kontrolle gerät und in den Körper eindringt. Würde die Abwehrkraft – wie im Moment des Todes – zusammenbrechen, könnten sich die Mikroorganismen innerhalb von 20 Minuten verdoppeln und den Körper innerhalb kurzer Zeit »auffressen«.

Zur Verdauung gehören Verdauungsdrüsen mit innerer und äußerer Sekretion, die durch Kräuter und Gewürze angeregt werden können, aber auch der Magen, der mit seiner starken Salzsäure das Eiweiß in seine Aminosäuren zerlegt; ebenfalls Leber und Galle, die vor allem für den Fettstoffwechsel zuständig sind, sowie die Bauchspeicheldrüse, die täglich einen Liter basischen Bauchspeichelsaft mit wertvollen Fermenten zur Eiweißverdauung zur Verfügung stellt.

Über Jahrtausende hat sich zwischen Makro- und Mikrokosmos ein harmonisches Gleichgewicht eingestellt, das von einem raffinierten biochemischen Steuerungssystem überwacht wird. Von ihm hängen unser Wohlbefinden und unsere Gesundheit ab. Durch unser Verdauungssystem sind wir aufs engste mit den Tieren und Pflanzen verbunden. Das Verdauungssystem ist das Tor zu unserem Körper. Die Schleimhäute schützen den Körper vor Fremdstoffen und Giften und lassen nur die körpereigenen Bausteine passieren. Alles, was zu uns gehört, darf passieren, alles, was fremd ist, wird ausgeschieden. Sollte es »aus Versehen« unerlaubt passieren, wird es vom körpereigenen Abwehrsystem als Allergen entdeckt und »aufgefressen«. Wird die Darmschleimhaut durch äußere »Gifte« oder aggressive Fremdstoffe (Viren, Bakterien, Pilze) zerstört und entzündet sie sich, dringen massenhaft unverdaute Makromoleküle, Eiweißketten, die noch nicht in ihre Aminosäuren zerlegt wurden, oder chemische Arzneimittel in den Körper ein. Sie können die schlimmsten Reaktionen in unserem Abwehrsystem auslösen, die unter Umständen zur Selbstzerstörung des Körpers führen. Auf diese Weise werden gefürchtete Autoaggressionskrankheiten wie Neurodermitis, Heuschnupfen, Asthma, Lupus oder die Polyarthritis ausgelöst. Doch schützt uns unsere intakte Magen-Darm-Schleimhaut bei einer natürlichen Ernährung so gut, daß nichts passieren kann. Kein Mensch kann bis heute verstehen, warum der Magen mit seiner aggressiven Salzsäure fremdes Eiweiß, aber nicht sein eigenes verdaut.
Das gesamte Verdauungssystem, das Hildegard *viscera* nennt, wird ohne unser Zutun Tag und Nacht vom vegetativen Nervensystem durch die beiden Hormone Acetylcholin und Adrenalin gesteuert. Das erste ist dafür zuständig,

Magen und Darm anzuregen und die Verdauung in Gang zu bringen, das andere, um Magen und Darm zu entspannen und den Blutfluß und damit die Verdauung zu verlangsamen. Dazu schreibt Hildegard:
»Das Gehirn gibt im Stadium der Fülle ein Sekret ab, wodurch die Verdauung in Gang gesetzt wird.«
Durch die richtige Verdauung entstehen aber auch jene guten Säfte *(boni humores),* denen wir nicht nur unseren Humor, sondern auch unser Wohlergehen und unsere Gesundheit verdanken.
Aber was versteht man unter guter Verdauung? Wie oft sollte man Stuhlgang haben? Der morgendliche Stuhlgang im Rhythmus des Dickdarms, der um diese Zeit gerade sein »Geschäft« abgeschlossen hat, ist am besten. Aber es ist auch nicht beängstigend, wenn man nur alle zwei Tage Stuhlgang hat.
Die hildegardische Darstellung des zeitlichen Verlaufs der Verdauungsvorgänge wird heutzutage viel zu wenig beachtet. Die Gesundheit erleidet Schaden, wenn man diese Vorgänge vorzeitig oder gewaltsam beendet, wie das bei Abführmittelmißbrauch zu beobachten ist. Wenn der Stuhlgang durch Abführmittel oder zuviel Colon-Hydro-Therapie künstlich erzwungen wird, könnte es geschehen, daß wertvolle Vitalstoffe wie Vitamine oder Mineralien vorzeitig aus den Dickdarmtaschen ausgetrieben werden und der Kreislauf und die Blutbildung darunter leiden. Tatsächlich sind durch derartige Roßkuren Herzrhythmusstörungen und Blutarmut beobachtet worden. Der Darm übernimmt am besten selber die Auswahl und den Zeitpunkt der Ernährung für die einzelnen Organe, wie Hildegard in ihren Aphorismen schreibt:
»Jene Speise, die den menschlichen Geweben das Fett zu-

führt, wird verdaut in der ersten Nacht nach dem Verzehren. Eine Speise, die den Eingeweiden (Drüsen) Wirkstoffe liefert, geht am ersten dem Essen folgenden Tag in die Verdauung über. Eine Speise jedoch, welche die Leber stärkt, wird am zweiten Tag verdaut; was die Milz stark macht, geht am dritten Tag mit der Verdauung ab. Gar eine Speise, die Herz und Blut nährt, erfährt (erst) am zehnten Tag ihre Verdauung, weil Herz und Blut beinahe auf einem gleichen Wirkungsprinzip beruhen. Die Lungenfunktionen werden weniger durch Speisen ernährt als vielmehr durch Getränke.«

Schon allein durch diese Aufzählung wird klar, wie wichtig eine gute Verdauung für die Gesundheit des Menschen ist und wie viele Krankheiten durch eine schlechte Verdauung verursacht werden. Über die Verdauungsstörungen und ihre Folgen soll nun von Anfang bis Ende berichtet werden, wobei folgerichtig alles beim Mundgeruch anfängt und mit den blutenden Hämorrhoiden endet.

Schlechter Mund- und Körpergeruch

Es gibt eine ganze Reihe von Ursachen, die für schlechten Körpergeruch verantwortlich gemacht werden können. Dazu gehören zunächst eine ungenügende Körperhygiene mit Schweiß durch Hautbakterien, Hormonumstellungen wie in der Menstruation oder im Klimakterium, Störungen des Leberstoffwechsels und vor allem eine schlechte Verdauung durch eine gestörte Darmflora. Aber auch Streß und eine schlechte Ernährung mit Junk-food oder Rohkost kann ein Auslöser für Fäulnisgase sein, die durch die Atemluft wieder ausgeatmet werden. Meist ist der schlechte Mundgeruch ein

Zeichen für eine schlechte Verdauung. Dagegen hat die Hildegard-Heilkunde drei sehr wirksame Mittel:

- Salbeiwein
- Fencheltabletten
- Pfirsichblättertrank

Der Salbeiwein beseitigt das Symptom rasch und reinigt sogar die schlechten Säfte, während der Fenchel ganz allgemein als Reinigungsmittel *(Karminativum)* für die guten Körperausdünstungen zuständig ist und der Pfirsichblättertrank das Leiden an der Wurzel anpackt.

Salbeiwein

Indikation: Atemgeruch, Verschleimung durch Umweltgifte, Ernährungsfehler, Infektionskrankheiten, Überfluß an Phlegma.

»Salbei ist nützlich gegen die krankmachenden Säfte *(infirmi humores)* ..., denn roh und gekocht ist er für jenen gut, den die schädlichen Säfte *(noxi humores)* plagen, weil er diese unterdrückt. Nimm daher Salbei als Pulver auf Brot, und es vermindert den Überfluß der schlechten Säfte *(mali humores)* in dir. Und wer am Gestank von irgendeiner schmutzigen Sache (Smog, Luftverschmutzung) leidet, der stecke Salbei (Blätter) in die Nase.

Wenn jemand Überfluß von Schadsäften *(noxi humores)* oder einen übelriechenden Atem hat, der koche Salbei (Blätter) in Wein, seihe durch ein (Filter-)Tuch ab und trinke es oft, und die Fehlsäfte und der Schleim werden in ihm abgebaut. Ist aber der solcherart Leidende rheumatisch/paralytisch, dann koche er Salbei in Wasser und trinke (diesen Salbeitee), und es vermindert (Fehl-)Säfte und Phlegma in ihm. Denn in Wein gekocht würde das die rheumatischen

Säfte in ihm übermäßig aufbrausen lassen.« (PL 1154 B; Basel, Cap. 1–63)

◆ *Rezept: Salbeiwein*
1 EL Salbeiblätter
¼ l Wein
Zwei bis drei Minuten kräftig aufkochen, absieben.
Anwendung: Zwei- bis dreimal täglich trinken.

Fencheltabletten
Indikation: Mundgeruch bei schlechter Verdauung, Blähungen, Verstopfung, Durchblutungsstörungen
»Und wie auch immer er gegessen wird, macht er den Menschen fröhlich und vermittelt ihm angenehme Wärme (gute Durchblutung), guten Schweiß und gute Verdauung ... Denn wer Fenchel oder seinen Samen täglich nüchtern ißt, vermindert den üblen Schleim oder die Fäulnisse in ihm, und er unterdrückt den üblen Geruch seines Atems ...« (PL 1156 C; Basel Cap. 1–66)
Anwendung: 3–5 Tabletten vor jedem Essen kauen und zusätzlich bei Bedarf.

Pfirsichblättertrank
Indikation: Atemgeruch bei Eiterungen, eitriger Bronchitis, Bronchiektasie. Otitis, Lungenabszeß, Nebenhöhleneiterung, eitriger Mittelohrzündung, Ozaena (Stinknase)
»Wessen Atemhauch unangenehm riecht, der nehme die Blätter vom Pfirsichbaum, bevor noch seine Frucht zur Reife kommt, und zerstampfe sie, und dann nehme er (dazu noch) eine Handvoll Süßholz und eine kleine Menge Pfeffer und reichlich Honig. Das koche er in reinem Wein und mache so daraus einen Klartrunk. Das trinke man oft nach

dem Essen und zur Nacht. Es macht den Atem wohlriechend und nimmt Eiter aus dem Kopf (Körper) und aus der Brust hinweg.« (PL 1220 D)

◆ *Rezept: Pfirsichblättertrank*
3 gehäufte EL frische (Frühlings-)Pfirsichblätter
3 gehäufte EL Süßholzwurzel
1 TL weißer Pfeffer
150 g Honig
In einem Liter Wein aufkochen, absieben.
Anwendung: Zweimal täglich ein Likörglas nach dem Mittagessen und abends trinken.

Schluckauf

Der Schluckauf ist bei Hildegard eine eigene Krankheit und ein wichtiges Alarmsignal für die Praecancerose (Vorkrebs, Vicht-Krankheit). Hildegard hat die Praecancerose sehr genau beschrieben, und wir wissen heute, daß man zwei bis fünf Jahre vor Ausbruch der eigentlichen Krebserkrankungen die größten Chancen hat, bösartiges Tumorwachstum zu verhüten. Der Schluckauf ist das Vorwarnzeichen für den sogenannten Krebssprung. In Hildegards medizinischem Lehrbuch lesen wir:
»Auch der Schmerz, welcher der Schluckauf genannt wird, entsteht aus der Kälte des Magens. Diese Kälte wird um die Leber herum geleitet und um die Lunge herum ausgespannt, so daß auch die Kräfte des Herzens in Bewegung geraten, wie wenn ein Mensch vor Kälte zittert und seine Zähne bei diesem Zittern knirschen. So hat der Mensch den Schluckauf mit dem Ton seiner Stimme.«

Der Schluckauf ist oft auch eine Folge schwerer Erkältungskrankheiten, er plagt manche Menschen ihr ganzes Leben lang. Nach Hildegard ist der Schluckauf leicht zu beseitigen: »Nehme einen guten Teil Zucker, löse ihn in warmem Wasser auf (einen gehäuften Teelöffel in einer Tasse heißem Wasser), und trinke dieses übersüße Zuckerwasser warm ... Auch kann man noch ein bis zwei Teelöffel Zucker trocken danach essen. Und der Schluckauf vergeht genauso schnell, wie er gekommen ist.«
Dieses einfache Mittel wirkt in 99 Prozent aller Fälle und beruhigt das Schluckaufzentrum im Gehirn, so daß sich das verkrampfte Zwerchfell wieder entspannt. Babys haben Schluckauf, weil sie beim Stillen zu hastig trinken und Luft verschlucken. Daher müssen sie danach auch getragen werden, bis sie ihr »Bäuerchen« gemacht haben.
Wenn ein Schluckauf häufig auftritt, steckt meist eine andere Krankheit dahinter, wie zum Beispiel die Paraecancerose. Dann kann man einen Monat lang täglich vor dem Essen eine Gewürznelke kauen und nach dem Essen eine Zitwerwurzel.

Sodbrennen

Gelegentliches Sodbrennen ist ein weitverbreitetes Problem. Fast 50 Prozent aller Menschen sollen mehrmals wöchentlich Sodbrennen haben. Wir kennen vor allem drei verschiedene Ursachen, die Sodbrennen auslösen:

1. Gallensäure, die sogenannte Schwarzgalle
2. Hiatushernie (die Verlagerung eines Anteils vom Magen durch einen Spalt im Zwerchfell in den Brustraum)
3. Schließmuskelschwäche der Speiseröhre

Sodbrennen als Folge von zuviel Gallensäure

Durch zuviel Aufregung oder Ärger wird in der Leber zuviel Gallensäure angeregt. Die überschießende Gallensäure tritt mit dem Blut durch die Magenwand und erzeugt den unangenehmen Brennschmerz. Das hat mit der Magensäure so gut wie gar nichts zu tun, so daß auch alle Magensäure blockierenden Medikamente diese Ursache nicht beseitigen können. Die Säureblocker enthalten meist Aluminium, das zu Verstopfungen führen kann und eine mögliche Ursache für die Alzheimer-Krankheit darstellt. Besser ist in diesem Fall Fenchel. Sicher und zuverlässig verschwindet das Sodbrennen. Man nimmt bei Bedarf drei bis fünf Fencheltabletten vor dem Essen, weitere Fencheltabletten nach der Mahlzeit. Der Fenchel ist so verläßlich, daß wir ihn »Tagamed der Hildegard-Heilkunde« nennen. Bei schweren Magenerkrankungen muß natürlich das Grundleiden mitbehandelt werden.

Sodbrennen durch eine Hiatushernie

Durch falsche Ernährungs- und Lebensgewohnheiten entstehen Hiatushernien: Durch den ständigen Magendruck nach zuviel und blähendem Essen verlagert sich ein Teil des Magens durch einen Spalt des Zwerchfells in den oberen Brustraum. Fast alle Menschen über sechzig leiden mehr oder weniger an den Folgen:

- Roemheld-Syndrom mit Zwerchfellhochstand und Magenkrämpfen
- Brennender Brustschmerz mit Herzbeklemmungen
- Übelkeit, Aufstoßen mit bitterem, saurem Geschmack
- Völlegefühl nach dem Essen

Bei Würgegefühl mit Erbrechen treten lebensbedrohende Zustände ein, weil die Blutzufuhr abgeschnitten werden kann. Hier muß sofort operiert werden.
Aber man muß es gar nicht soweit kommen lassen. In der Hildegard-Heilkunde wird die Galgantwurzel eingesetzt, die mit fast hundertprozentiger Sicherheit diese Zustände innerhalb von kürzester Zeit zum Verschwinden bringt und, prophylaktisch eingesetzt, gar nicht erst auftreten läßt. Der von Hildegard beschriebene Galgant wirkt gastrokardial spasmolytisch, das heißt, er löst sofort die lebensbedrohlichen Oberbauchkrämpfe durch ein erleichterndes Aufstoßen oder einen Wind, der nach hinten abgeht. Der Galgant hat Tausenden von Patienten im wahrsten Sinne des Wortes das Leben gerettet und sie vor schlimmen Situationen bewahrt. Die Patienten verlangen immer wieder nach dem Galgant, besonders nach belastenden Festessen. Sie tragen den Galgant immerfort als »Lebensretter« bei sich – der beste Beweis für seine verdauungsfördernde Wirksamkeit. Schon allein wegen dieser zuverlässigen und unschädlichen Wirksamkeit hat sich bereits die Entdekkung und Verbreitung der Hildegard-Heilkunde gelohnt.
Anwendung: mehrmals täglich nach dem Essen ein bis zwei Galganttabletten langsam auf der Zunge zergehen lassen. Man braucht meistens nur ein bis drei Tabletten, obwohl der Galgant vom Bundesamt für Arzneimittel mit 20 Tabletten täglich als wirksam und unbedenklich zugelassen ist. Für Patienten, denen der pure Galgant zu scharf ist – er brennt wie Paprika auf der Zunge –, gibt es eine sehr beliebte Kombination von Fenchel und Galgant als Fenchel-Galgant-Tabletten, die die gleiche Wirkung haben.

Sodbrennen durch Schließmuskelschwäche der Speiseröhre

Wenn der Schließmuskel der Speiseröhre den Mageninhalt nicht zurückhalten kann, steigt der Mageninhalt gelegentlich in die Speiseröhre hoch und verursacht einen sauren, bitteren Geschmack. Auch hierbei können Völlegefühl, Brennschmerz oder Übelkeit ausgelöst werden, die auf die Dauer die Speiseröhre reizen und zu einer Entzündung führen können. Die Hauptursachen dieser Schließmuskelschwäche sind zu süße und zu fette Speisen, Kaffeegenuß, Alkohol, zu scharfe Gewürze und vor allen Dingen das Rauchen. Durch Nikotin erschlafft der Schließmuskel, wodurch unangenehme Symptome auftreten. Wenn man die auslösenden Ursachen vermeidet, sind die Beschwerden sofort behoben. Ansonsten helfen Galgant- oder Fenchel-Galgant-Tabletten wie oben beschrieben.

Brechreiz und Erbrechen

Auch dieser Erkrankung widmet Hildegard ein Kapitel in ihrem Lehrbuch. Brechreiz kann zwar nach einem Ernährungsfehler oder in der Schwangerschaft auftreten, aber er kann auch eine Begleiterscheinung oder ein Alarmzeichen für andere Krankheiten sein – zum Beispiel Migräne, Entzündungen der Gallenblase, Hirnhautentzündungen, Bauchspeicheldrüsenentzündungen. Nach Ernährungsfehlern und in der Schwangerschaft kann die wirksame und unbedenkliche Behandlung mit der Bibernell-Pulvermischung durchgeführt werden.

Brechreiz ist eine Folge von Verdauungsstörungen. Wir lesen in Hildegards Lehrbuch:

»Wenn ein Mensch übermäßig viel kalte Speisen genießt und gleich darauf warme, jedoch so, daß die kalten Speisen die Überhand über die warmen behalten, oder wenn er übermäßig flüssige in sich aufnimmt, so daß die flüssige Nahrung die trockene an Menge weit übertrifft, dann hat der Mensch infolge dieser einander widerstrebenden Anstürme in seinem Magen oft an Erbrechen zu leiden, weil er auf diese Weise keine Verdauung haben kann.«

Bibernell-Pulvermischung

Indikation: Brechreiz, Reisekrankheit, Urämie, Schwangerschaftserbrechen, Schwindel, Dialysepatienten
»Wer am Brechreiz (Nausea, Erbrechen) leidet, der nehme Mutterkümmel, und von einem Drittel dieser Menge Pfeffer und ein Viertel der Mutterkümmelmenge Bibernell, und pulvere das zusammen. Dann nehme er reines Weizen-(Dinkel-?)Feinmehl und mische es unter dieses Pulver. Und dann bereite er mit Eigelb (Dotter) und ein wenig Wasser Küchlein auf dem heißen Herd oder in der warmen Asche. Diese Küchlein soll er essen. Auch das beschriebene Pulver selbst soll er auf Brot gestreut essen. Das beseitigt in den Eingeweiden die unrecht warmen und unrecht kalten Säfte, welche den Menschen zum Erbrechen reizen.« (PL 1138 B; CC 199,33)

◆ *Rezept: Bibernell-Pulvermischung*
62 g Mutterkümmelpulver
22 g weißes Pfefferpulver
16 g Bibernellpulver
Bibernelldotterkekse backen: Ein bis zwei Teelöffel voll von dem Pulver mit 100 Gramm Vollkornweizenmehl gemischt, etwas Salz und Zucker darunter geben. Das Ganze

mit zwei Eigelb und so wenig Wasser wie möglich zu einem geschmeidigen backfähigen Teig kneten und bei guter Hitze davon Plätzchen backen.
Anwendung: Täglich drei bis fünf Dotterkekse essen und ein bis drei Messerspitzen Bibernell-Pulvermischung aufs Brot streuen und zwei- bis dreimal essen.
Bei schweren Erkrankungen oder nach Unfällen, wo auch Erbrechen auftritt, hilft diese Kur nicht. Hier muß selbstverständlich ein Arzt zu Rate gezogen werden.

Fettsucht (Adipositas) und Übergewicht

Fettsucht ist nicht nur ein Schönheitsfehler, sondern auch eine Krankheit, deutlicher gesagt: »Selbstmord mit Messer und Gabel«. Übergewicht ist ein Risikofaktor für viele chronische Krankheiten:

- Herz-Kreislauf-Erkrankungen
- Krebs
- Schlaganfall
- Diabetes
- Gicht und vieles andere mehr

Wenn man von der krankhaften Fettsucht einmal absieht, führt Hildegard eigentlich nur vier Gründe an, die zum Dickwerden führen:

- übermäßiger Fleischgenuß
- vielerlei durcheinanderessen
- reichlich warme Bäder
- Bewegungsarmut

Besonders durch die raffinierte Werbung der Fleisch-, Milch- und Eier-Industrie sind die Menschen der westlichen Welt »aus allen Nähten geplatzt«. Ich habe noch nie so viele fette Menschen wie in den USA gesehen: täglich zuviel Fleisch, Wurst, fetter Käse, Eiscreme und Süßspeisen.

Radikale Fastenkuren bringen aber nur dann bleibenden Erfolg, wenn auch eine geistige Umkehr stattgefunden hat und die *discretio,* das rechte Maß in allen Dingen, den Alltag regiert. Schon durch eine drastische Reduktion von Fleisch, fettem Käse und von Eiern kann das Normalgewicht eingehalten werden. Wichtig sind die Umstellung auf eine mehr oder weniger vegetarische Küche mit Dinkel, Obst und Gemüse und das Wissen um einige Küchengeheimnisse:

Straußenfleisch: »Das Fleisch vom Vogel Strauß ist für fette, kräftige Menschen zum Essen geeignet, weil es ihren übermäßigen Fleischansatz mindert und sie stark macht. Mageren und Schwachen taugt es nicht . . .« (PL 1287 D)

Roggenbrot: »... ist für jene gut, die Fett angesetzt haben, weil es ihre Fleischpartien reduziert und sie trotzdem stark macht.« (PL 1130 A)

Ausnahme sind Menschen, die an schwerer Gastritis leiden (kalter Magen), weil sie dann den Roggen nicht verdauen können.

Rainfarnsuppe: »Wer von vielerlei schlechten Speisen im Magen-Darm-Bereich Völlegefühl und ein Drücken hat, der koche sich eine Suppe (Bouillon, Knochenbrühe, Hühnersuppe), ohne irgendwie andere Gemüse oder andere Pflanzen mitzuverwenden. Zu dieser Suppe gib frische Rainfarnblätter, und koche das nochmals, und iß diese gekochte Rainfarnsuppe oft (täglich). Es macht deinen Ma-

gen/Darm wieder geschmeidig und leicht und führt zu einer guten Verdauung.« (PL 1174 A)
»Mit Fischen schwimmen die Pfunde davon«: Wir verwenden in der Hildegard-Küche Raubfisch wie Kretzer, Egli, Hecht, Barsch, Kabeljau.
Hühnerfleisch: »Für Gesunde ist Hühnerfleisch gut zu essen, weil es nicht fett macht.« (PL 1295 A)

Zitwerkekspulver
Indikation: Völlegefühl, Gastritis, Überessen (Ernährungsfehler), Gallensteinleiden bei Fettsucht
»Wenn vom schlechten Essen der Magen/Darm ... sehr schwer geworden ist, der pulvere Zitwer(wurzel) und knete mit diesem Pulver und einer kleinen Menge Feinmehl und Wasser einen (Kuchen-)Teig, und laß diesen an der Sonne oder im fast ausgekühlten Backofen ›backen‹, und mache diesen Kuchen dann zu Pulver. Von dem Pulver lecke vor dem Essen aus der Hand und auch nachts zum Schlafengehen. Es nimmt dem Magen (Darm) die Schwere und macht seinen Magen geschmeidig.« (PL 1135 D; Basel, Cap. 1–14)
Anwendung: Vor dem Frühstück und vor dem Schlafengehen wird eine Prise bis drei Messerspitzen Zitwerkekspulver aus der Hand aufgeleckt. Die Menge kann man auch erhöhen bis zu einem Teelöffel täglich.

Übergewichtige sollten folgendes meiden

1. *zuviel Butter*
   »Wer fettes Körperfleisch hat, esse nur wenig Butter, damit sich seine kranken Gewebe nicht noch mehr vergrößern.« (PL 1198 C)
   Den Konsum von Butter stark reduzieren, Margarine ist jedoch kein Ersatz.

2. *fetter Käse*
»Jener Menschen, die ein weiches, fettes und saftiges Fleisch besitzen, schadet weicher und frischer Käse (Quark) nicht.« (PL 1324 C)
3. *Honig*
»Wenn ein fetter und dicker Mensch oft Honig ißt, führt das zur Bildung von Faulstoff in ihm, ... während ein gekochter und abgeschäumter Honig den Fetten und den Mageren nicht viel schadet.« (PL 1309 C)
4. *Ingwer und Feigen*
»... weil Ingwer die fetten Menschen eher unkonzentriert, dumm, faul und ausgelassen macht. Nur wer körperlich mager und fast am Ende ist, der nehme auf leeren Magen ein wenig Ingwerpulver in die Suppe und esse zwischendurch auch ein wenig auf Brot, bis es ihm bessergeht. Danach esse er nicht mehr davon, um keinen Schaden davon zu haben.« (PL 1135 D)
»Für den körperlich Gesunden taugen Feigen nicht, weil sie zum Auseinanderfließen der Fleischpartien führen und sich gegen alle guten Säfte im Menschen stellen, weil sie dies böse durcheinanderbringen, gleich als ob sie deren Feind wären.
Einem schwachen Menschen, der körperlich heruntergekommen ist, sind Feigen gut zu essen, weil es ihm an Geist und Körper gebricht. Er soll sie essen, bis es ihm bessergeht und nachher nicht mehr, weil sie den Menschen lüstern und aufgeblasen machen, daß er gelüstig wird, so daß ihn der Ehrgeiz packt und die Habgier, und daß er sittlich haltlos wird, so daß er nicht mehr bei seiner Meinung beharren kann.« (PL 1228 A)
5. *Kohlgemüse*
»Fetten Menschen schaden sie, weil ihr Fleisch ohnehin

schon an Säfteüberfluß leidet, und Kohlarten schaden ihnen beim Essen fast so viel wie den Kranken …« (PL 1163 D)

Therapieplan für Fettsucht, Bluthochdruck, Gicht, erhöhte Blutfette

Dinkelkur – Basisdiät

morgens: Dinkelhabermus, Dinkelkleiebrötchen, Dinkelkaffee

mittags: Dinkelsgrießsuppe, Dinkelbratlinge mit viel Gemüse, mit Dinkel angemachter Kopfsalat

abends: Dinkelbrot mit vegetarischen Brotaufstrichen aus Edelkastanien, Apfel-, Rote-Bete-, Kichererbsenpüree mit Zwiebeln gemixt

Getränke: mindestens zwei Liter Flüssigkeit am Tag, z. B.:
- Fencheltee gemischt mit Apfel- oder Quittensaft
- Apfelschalentee, Apfelschnitze in viel Wasser gekocht
- Hagebuttentee
- Dinkelkaffee, immer nur als Ganzkörnerabkochung
- gelöschter Wein
- Quellwasser

Die Flüssigkeiten helfen der Niere, das Gift auszuspülen, sonst wandert es an die Leber zurück, die dann nicht genug Fett verbrennen kann. Quellwasser hilft, den Appetit zu unterdrücken, und es hilft dem Körper, mehr Fett zu verbrennen. Wichtig ist einzig und allein, mit viel Augenmaß seine Ernährung auf Dinkelkost umzustellen und sich täglich mindestens eine Stunde lang im Freien zu bewegen.

Magenleiden

Wermuttrank

Indikation: Krankheiten von Herz, Lunge, Magen, Augen, Eingeweide, Nieren; Melancholie, Verdauungsstörungen; Verhütung von Arteriosklerose, Darmkrankheiten (Entzündungen), Erkältungsanfälligkeit (Bronchitis, Grippe); Altersschwäche, Fußschwäche, Ausfluß, Unterleibsentzündungen

Mit der Wermutfrühjahrskur (Wermuttrank) haben wir ein Universalheilmittel, das Magen und Darm bei guter Gesundheit erhält und bei krankem Magen und Verdauungsstörungen die Nierenschwäche beseitigt. Was der Magen nicht verdaut, kann die Niere nicht ausscheiden. Die Wirkung geht unter anderem auf den Gehalt von Bitterstoffen von Wermut zurück und auf aromatische Öle, die für eine gute Magen- und Nierendurchblutung sorgen. Nach Untersuchungen von Dr. Zimmermann vom Krankenhaus für Naturheilweisen in München regen die Bitterstoffe die gesamte Sekretion von Verdauungsflüssigkeit an, also den Speichel, die Magensäfte, die Zwölffingerdarm-, Leber- und Gallesekretion. Darüber hinaus wird durch die Bitterstoffe das gesamte Körperimmunsystem stimuliert, da Wermut auf der ganzen Schleimhaut vom Mund über den Magen und den Darm Abwehrstoffe (sogenanntes IgA) freisetzt. Wermut fördert darüber hinaus, aufgrund seines Gehalts an ätherischen Ölen, eine gute Durchblutung der Nieren, deren eingeschränkte Funktion sich wieder normalisiert. Daher schreibt Hildegard:

»Der Wermuttrank unterdrückt die Lanksucht (Nierenerkrankung) und die Melancholie in dir, und es macht deine Augen klar, und es stärkt das Herz, und es läßt nicht zu, daß

die Lunge krank wird, und es wärmt den Magen, reinigt die Eingeweide, und es bereitet eine gute Verdauung …
Wenn der Wermut frisch ist, dann zerstampfe ihn und presse durch ein Tuch den Saft aus. Dann koche Wein mit Honig *(modice)* – und gieße von diesem Saft so viel in den Wein, daß der Saftgeschmack den Wein- und den Honiggeschmack übertrifft. Das trinke von Mai bis Oktober jeden dritten Tag nüchtern (vor dem Frühstück). Es beseitigt in dir die Nierenschwäche (Lanksucht) und die Melanche (Schwarzgalle) und klärt deine Augen und stärkt dein Herz und läßt nicht zu, daß deine Lunge krank wird. Es wärmt den Magen (Darm) und reinigt die Eingeweide und bereitet eine gute Verdauung.« (PL 1173 B)

◆ *Rezept: Wermuttrank*
40 ml Wermutfrühlingssaft in die Siedehitze von 1 Liter Wein und 150 Gramm Honig gießen, sofort von der Hitze nehmen, filtrieren und steril abfüllen.
Anwendung: Von Mai bis Oktober jeden dritten Tag ein Likörglas (20 ml) vor dem Frühstück nüchtern einnehmen. Jeden dritten Tag bedeutet: an einem Tag nehmen, am zweiten Tag eine Pause machen, am dritten Tag wieder nehmen. In akuten Fällen kann auch das ganze Jahr hindurch Wermut genommen werden. Kinder nehmen entsprechend kleinere Mengen (1 TL bis 1 EL).

Weinrautensalbe
Indikation: Nierenschmerz, Nierenleiden, Hochdruck
Zur Wiederherstellung der geschwächten Nierenfunktion (Niereninsuffizienz), bei Magenschwäche und zur Regeneration des durch Nierenstein- beziehungsweise Nierengrießbildung zerstörten Nierengewebes hat sich die Nieren-

massage mit der Weinrautensalbe vor dem Ulmenholzfeuer bewährt. Wir benutzen die Nierenmassage auch zur Bluthochdruck-Regulation, sogar in Notfällen. So konnte zum Beispiel durch die Nierenmassage als Notfallbehandlung bei vielen Patienten der Bluthochdruck von überhöhten Werten (weit über 200/140 mm hg) nach 20 Minuten in die Nähe der Normalwerte gesenkt werden. Die Nierensalbe wird dabei vor dem Ulmenholzfeuer in rhythmischen Bewegungen über der Nierengegend einmassiert.

»Wenn ein Mensch in der Nierengegend und um den Lendenbereich (Schmerzen) leidet, kommt dies oftmals durch ein Magen-Darm-Leiden. Dann soll dieser Mensch Weinraute nehmen und Wermut im gleichen Gewicht und zusätzlich zu diesen beiden Bärenfett und das zusammen zerstoßen. Dann reibe er sich damit an einem (Holz-)Feuer kräftig dort ein, wo es ihm weh tut. Das Nieren- und Lendenleiden entsteht öfter durch unrechte Säfte. Wenn die Kalorität (Wärme) der Raute und des Wermuts und des Bärenfetts zusammenspielen, dann verscheuchen sie diese unrecht kalten Säfte.« (CC 180,15; PL 1155 C)

◆ *Rezept: Weinrautensalbe*

20 g Weinrautenblätter
20 g Wermutkraut
5 Tropfen Rosenöl
50 g Bärenfett

Anwendung: Zur kurmäßigen Einreibung über der Nierengegend. Bei Magenschwäche, chronischer Nierenerkrankung und Bluthochdruck. Es muß bei offenem Ulmenholzfeuer eingerieben werden. Rotlicht ist nur ein schwacher Ersatz.

Magenschmerzen infolge von Schleimhautentzündung

Durch Schlemmerei, das viele Durcheinanderessen, Rohkost oder das zu fette Essen entstehen im Körper schlechte, krankmachende, übelriechende Säfte, die nicht nur den Magen, sondern den ganzen Organismus zerstören können: »Wenn aber die Menschen zuweilen übermäßig viele Speisen gegessen haben, die entweder zu roh und ungekocht oder halbgar und insbesondere außergewöhnlich fett und schwer, aber auch saftlos und trocken waren, dann können manchmal das Herz, die Leber und die Lunge und die anderen Wärmespeicher, die im Menschen sind, dem Magen nicht mit so viel und so starker Wärme beispringen, daß diese Speisen gargekocht werden.
Daher gerinnen sie im Magen, verhärten sich und werden schimmelig, so daß sie den Magen, bisweilen etwas grün oder blaugrün oder auch bleifarben, mit viel Schleim belasten, so daß sie schlechte Säfte und schädliche, übelriechende Darmgase, wie ein faulender Düngerhaufen, durch den ganzen Körper aussenden.« (CC 99,5ff.)
Die Magenschleimhaut kann nicht nur durch die oben beschriebenen schlechten Eßgewohnheiten, sondern auch durch unzureichendes Kauen, verdorbene Speisen, hochkonzentrierte Alkoholika, Tabak, Bohnenkaffee, durch zu kalte oder zu heiße Speisen, durch infektiöse Magen-Darm-Krankheiten sowie durch Medikamentenmißbrauch zerstört werden. Geschwürbildend sind im wesentlichen die gleichen Faktoren, die auch zur Schleimhautentzündung führen. Aber auch seelische Faktoren sind meist im mittleren Lebensalter die Ursache für Geschwüre, bei Männern mehr als bei Frauen. Ebenso spielen atmosphärische Ein-

flüsse eine Rolle, da die Geschwüre besonders im Frühjahr und Herbst ihre Hochsaison haben.
Beim Magengeschwür treten charakteristische krampfartige Magenschmerzen häufiger beim Essen oder bald danach (Frühschmerz) auf mit Aufstoßen, Schwindel und Erbrechen. Ein Zwölffingerdarmgeschwür ist häufiger als ein Magengeschwür. Hier ist der Nüchternschmerz charakteristisch, ein bis drei Stunden nach dem Essen, auch nachts (Spätschmerz, Nüchtern-Hunger-Nachtschmerz). Er vergeht häufig, wenn der Kranke auch nur eine Kleinigkeit ißt.
Ein klassisches Mittel zur Grundausheilung des Magens und zur Beseitigung der Magenschmerzen besteht in einer Zehntagekur mit Pfingstrosentrank und anschließend einer Magenvorspeise aus Pfingstrosentrank, Dinkelmehl und Eidotter.

Pfingstrosentrank

Indikation: Große Magenkur, Blähungen, Dyspepsie, chronische Gastritis
»Wenn Speisen unverdaut im Magen/Darm liegenbleiben und Gase durch den ganzen Körper schicken (CC 99,22), dann soll er Pfingstrosen nehmen und ein Viertel dieser Menge an Stabwurz und noch weniger Fingerkraut und alles zusammen in einem Mörser zu Saft zerstoßen und hernach in gutem und reinem Wein kochen, wobei der Wein den Saft um das Doppelte übertreffen soll. Dann seihe es durch ein Tuch, und gibt es in ein Glas oder sauberes (frisches) Gefäß. Diesen aus den Kräutern hergestellten Wein gib in ein Geschirr, und tauche einen (glühend) heiß gemachten Stahl (Feile, Meißel) zwei- bis dreimal ein, bis er dadurch wieder zum Sieden kommt. Dann gib in den Wein gestoßenen Galgant (Galgantpulver) und ein wenig Pfeffer,

und trinke den stahlgewärmten Wein nüchtern. Hat er das an fünf Tagen gemacht, dann mache er mit diesem stahlgewärmten Wein und Weizenbrot eine Suppe unter Beigabe von (einem) Eidotter – damit es besser schmeckt –, aber ohne Fett oder Öl, und esse das nüchtern wieder an fünf Tagen. Ist diese Zeit um, dann mache wieder den beschriebenen (Kräuter-)Wein (und so fort), bis es besser wird … Aber auch rohen, in Wein gelegten Ysop soll er fleißig essen und diesen Wein trinken …« (CC 177,29–178,30)

◆ *Rezept: Pfingstrosentrank*
200 ml Urtinktur Pfingstrosensaft
50 ml Urtinktur Stabwurzsaft
40 g Fünffingerkraut Pflanzenbrei
In gutem Naturwein (600 ml) aufkochen, absieben, abfüllen. Zwei- bis dreimal mit dem Tauchsieder aufkochen und in der Siedehitze mit Galgantpulver (1 Messerspitze) oder Bertrampulver und Pfefferpulver (1 Messerspitze) versetzen.
Anwendung: Man trinkt fünf Tage lang ein Likörglas vor dem Essen, aufgewärmt. Danach ißt man für fünf Tage einmal täglich als Vorspeise: Ein Likörglas Pfingstrosentrank, verrührt mit einem Eidotter und einem Eßlöffel Dinkelmehl. Das Ganze wird mit etwas Wasser verrührt und daraus eine warme Vorspeise bereitet. Kein Fett oder Öl hinzufügen. Wiederholt auch rohen Ysop in Wein ansetzen und einmal täglich davon ein Likörglas trinken.

Muskatellersalbeitrank
Indikation: Gastritis, Magengeschwür, Mageneiterung, Magenempfindlichkeit, Verdauungsschwäche, Zwölffingerdarmgeschwür, Verdauungsinsuffizienz, Appetitlosigkeit

»Bei dem der Magen/Darm so schwach ist, daß er von den Speisen leicht eitrig wird, der nehme Muskatellersalbei und ein Drittel davon Poleiminze und dem Fenchel so viel wie der dritte Teil der Poleiminze und koche alles zusammen in gutem Wein unter Zusatz von einer kleinen Menge Honig. Dann seihe er es durch ein Tuch ab und trinke es oft nach dem (Mittag-)Essen und zur Nacht. Sein Magen wird geheilt oder gereinigt werden, und er wird (wieder) zum Essen Lust haben. Das vertreibt nämlich alten und verhocktem Schleim (Livor) im Magen/Darm durch die gute Wärme dieser Kräuter, verbunden mit der guten Kalorität des Weines und des Honigs.« (PL 1191 C; Basel, Cap. 1–161)

◆ *Rezept: Muskatellersalbeitrank*
18 g Muskatellersalbeiblätter
6 g Poleiminze
2 g Fenchelsamen
50 g abgeschäumten Honig
Mit einem Liter gutem Weißwein aufkochen und absieben und steril abfüllen.
Anwendung: Nach dem Mittagessen und nach dem Abendessen nimmt man ein bis zwei Likörgläser voll ein. Bei empfindlichem Magen kann man anfangs auch etwas weniger nehmen (1 EL).

Der Muskatellersalbeitrank ist das wichtigste Mittel zur Ausheilung einer chronischen Magenschleimhautentzündung, die besonders eine Folge von zu wenig Magensäure ist und leicht in ein Magengeschwür und – wenn nicht richtig behandelt – in Magenkrebs übergehen kann. Daß mit dem Eitrigwerden hier sicher auch Magen-Darm-Geschwüre gemeint sind, hat die Erfahrung wiederholte bewiesen.

Das Absenken der Magensäure durch die modernen H_2-Blocker führt zu großen Komplikationen, da durch zu geringe Magensäure eine Eiweißverdauung nicht mehr möglich ist und die Verdauung in Fäulnis übergehen kann.

Gastritis, Magengeschwüre und Magenkrebs – ausgelöst durch den Erreger Helicobacter pylori

Die Magenschleimhaut ist ein großartiger Schutz für den Magen und sorgt dafür, daß sich der Magen nicht selber verdaut. Die Magensäure mit dem pH-Wert 1–2 sorgt dafür, daß der Magen steril bleibt und nicht von Bakterien, Viren oder Pilzen besiedelt werden kann. Erst durch eine Zerstörung der Magenschleimhaut durch falsche Lebens- und Eßgewohnheiten sowie chemische Arzneimittel, die die Magensäure absenken, kommt es zu einer Besiedlung des Magens durch Darmbakterien oder den weitverbreiteten *Helicobacter pylori,* so daß nun erst die gefürchtete Infektion und ihre Folgen eintreten können. Der beste Schutz der Magenschleimhaut besteht in einer natürlichen Ernährung mit Dinkel, Obst und Gemüse sowie durch den richtigen Einsatz von Kräutern und Gewürzen, die durch ihre Inhaltsstoffe einen natürlichen Schutz vor Infektion durch Bakterien, Viren und Pilze bieten.
Da man aber heute mehr Geld damit verdienen kann, die Symptome zu behandeln, anstatt sich mit den Ursachen zu befassen, hat sich die Schulmedizin, nachdem sie jahrelang Magengeschwüre operiert oder mit Säureblockern und Antacida unterdrückt hat, etwas Neues, Lukrativeres ausgedacht. Ab sofort werden Magengeschwüre anstatt mit einem Mittel gleich mit dreien der sogenannten Tripelthera-

pie behandelt: Man nehme gleich zwei Antibiotika, falls eins nicht hilft, einen Säureblocker oder eine »Protonenpumpe« und noch ein Antacidum gegen die Symptome, um den *Helicobacter pylori* zu killen. Die Beschwerden gehen tatsächlich zurück, aber der Patient ist noch lange nicht geheilt, solange nicht auch die Ursachen, die zur Infektion geführt haben, berücksichtigt werden, denn *Helicobacter pylori* gibt es überall.

Durch die eingesetzten Antibiotika tritt zum Magenschaden noch ein zusätzlicher Darmschaden durch die Zerstörung der natürlichen Darmflora auf. Er kann unangenehme Folgekrankheiten auslösen: entzündete Darmschleimhäute, Allergien und Autoaggressionskrankheiten. Patienten berichten deprimiert: »Seit der Antibiotikabehandlung bin ich nicht mehr gesund!«

Alternativ wird in der Hildegard-Heilkunde Galgant eingesetzt und hochdosiert natürliches Vitamin C (Dr. Grandls Acerola-Taler), die *Helicobacter-pylori*-Infektion auch ohne Nebenwirkungen beseitigen können.

Anwendung: Dreimal täglich ein bis zwei Galgant- oder Fenchel-Galgant-Tabletten nach dem Essen langsam auf der Zunge zergehen lassen und einen Acerola-Taler zusätzlich vier Wochen lang einnehmen.

◆ *Rezept: Edelkastaniensuppe*

Bei allen Magen-Darm-Leiden, insbesondere Magengeschwüren oder Gastritis sowie Bauchspeicheldrüsen-, Leber- und Galleerkrankungen hilft die Edelkastaniensuppe:

»Wer Magenschmerzen hat, koche die Früchte (3–5 Kastanien, bzw. 2–3 EL Edelkastanienmehl) lange in Wasser (20 Minuten), zerkleinere sie zu Brei und mische dann in einer Schüssel etwas Dinkelmehl (3 EL) mit Wasser unter Zugabe von etwas Süßholzpulver (1 gehäufter EL) und etwas weniger Engelsüßpulver (1 gestrichener EL) und koche daraus nochmals ein Mus und esse es dann, und es wird den Magen reinigen und ihn warm und kräftig machen.« (PL 1227 B)

◆ *Rezept: Edelkastanienhabermus*

Es hat sich bewährt, zum täglichen Habermus entweder einen Eßlöffel Edelkastanienmehl mitzukochen oder frische Edelkastanien wie Kartoffeln zerdrückt darunterzumischen und einen Teelöffel aus einer Mischung Süßholz-Engelsüßpulver (60 g Süßholzpulver mit 40 g Engelsüßpulver) darunterzumischen. Diesen Brei ißt man für vier Wochen morgens, wobei die Magen- und Zwölffingerdarmgeschwüre für immer ausheilen.

Der Maronibrei bewährt sich besonders im Frühling und Herbst in der Hochsaison der Magen- und Zwölffingerdarmgeschwüre. Er muß aber mindestens vier bis sechs Wochen regelmäßig gegessen werden.

Fallbeispiele und Patientenberichte

➺ Die Patientin leidet unter einem Zwölffingerdarmgeschwür und Gastritis. Nach viel Kummer durch den Verlust der Mutter brachen die Geschwüre wieder auf, und die Magenschleimhautentzündung war von einer *Helicobacter-pylori*-Infektion überlagert.

Nach vierwöchiger Behandlung mit Fenchel-Galgant-Tabletten (dreimal täglich eine Tablette nach dem Essen) war die Infektion verschwunden, und eine Besserung der Beschwerden trat ein.

➺ Die 65jährige Patientin leidet besonders nachts unter

fürchterlichen Magenschmerzen mit Aufstoßen und Sodbrennen. Ausgelöst wurde die Krankheit durch den plötzlichen Unfalltod der Tochter. Nach einer Endoskopie werden blutige Ösophagus-Varizen (Krampfadern in der Speiseröhre) und eine schwere erosive Gastritis diagnostiziert. Antibiotika bewirken schwere Übelkeit, Schwindel und Blähungen. Der Darm weist drei Candida-Infektionen *(albicans, glabrata, tropicans)* und Klebsiellen-Infektion auf. Nach der Darmsanierung mit dem Bärwurzbirnhonig und der Ausheilung der Gastritis mit Fencheltabletten, Dinkel, Muskatellersalbeitrank und Aderlaß sind die Schmerzen verschwunden, und die Frau fühlt sich wieder besser.

»In den letzten Wochen hatte ich sehr starke Magenbeschwerden, die sich im Laufe von drei Tagen so steigerten, daß ich unter ständigen Aufstoßen, Völlegefühl, Magenkrämpfen und -schmerzen litt. Ich aß einige Tage die Dinkel-Edelkastanien-Suppe mit Süßholz und Engelsüßpulver und nahm dann den Muskatellersalbeitrank zu mir. Nun ist alles wieder besser: Ich danke Gott.«

»Ich wurde ins Krankenhaus mit starken Kopfschmerzen eingeliefert. Die Computertomographie ergab, daß ich an einem Gehirntumor leide. Der Tumor wurde entfernt. Nach dieser Operation wurde ich nach einiger Zeit der Genesung entlassen. Als ich zu Hause war, bekam ich starke Magen-Darm-Beschwerden. Deswegen wurde ich wieder ins Krankenhaus eingewiesen und sofort operiert: Es war ein Magenulkus. Es wurden zwei Drittel vom Magen entfernt, wie mir der Arzt sagte.

Ich lernte nach der Operation den Dinkel kennen und durfte schon während meines Krankenhausaufenthaltes Dinkelspeisen regelmäßig zu mir nehmen. Im Vergleich zu den anderen Speisen vertrug ich den Dinkel ohne weiteres, ich

hatte keine Verdauungsschwierigkeiten. Wenn ich die übliche Krankenhauskost nahm, bekam ich starke Blähungen und eine Verstopfung des Darmes.
Seit meiner Entlassung ernährt sich meine ganze Familie mit Dinkel in verschiedener Form. Inzwischen habe ich einen Kochkurs über Dinkelernährung mitgemacht. Ich habe keine Beschwerden mehr. Nach der Operation wog ich 45 Kilogramm, jetzt habe ich auf 65 Kilogramm zugenommen, das ist mein ganz normales Gewicht.«

➺ Der 60jährige Patient leidet im Frühjahr und im Herbst an Magen-Darm-Beschwerden mit heftigem Sodbrennen, Aufstoßen und sehr starken Schmerzen eineinhalb Stunden nach dem Essen. Morgens starker Brechdurchfall auf leerem Magen mit heftigen Schmerzen. Außer der Überlebenssuppe aus Gerste, Hafer und Fenchel-Wasser-Abkochungen bleibt nichts im Magen. Röntgenologisch werden zahlreiche Magen- und Darmgeschwüre festgestellt, und eine Operation wird vorgeschlagen. Nach sechswöchiger Kur mit Dinkel-Edelkastanien-Suppe mit Engelsüß- und Süßholzpulver gewürzt und Massagen mit Tannensalbe über den Schmerzpunkten verschwinden die Beschwerden vollständig. Der Stuhl ist wieder geformt, und der Brechreiz verschwindet.

➺ »In den Jahren vor 1980 hatte ich ständig teilweise erhebliche Schwierigkeiten mit meinem Magen (Gastritis), so daß ich in ärztlicher Behandlung war, die aber kein positives Ergebnis brachte. Seit 1980 esse ich regelmäßig Dinkelbrot. Bereits nach kurzer Zeit war ich meine Probleme mit dem Magen los. Für mich ist der Dinkel die beste Medizin, und ich bin sicher, daß dies nicht nur für mich gilt.«

➺ Bei dem Patienten wurde eine gefährliche Zellteilung der Magenschleimhaut festgestellt mit der Gefahr, Magenkrebs zu entwickeln. Durch regelmäßige Einnahme von Muskatellersalbeitrank hat die krankhafte Zellteilung aufgehört.

➾ Der 36jährige Programmierer leidet an schmerzhaften Zwölffingerdarmgeschwüren, wobei durch Biopsie zusätzlich eine hochgradige Gastritis mit reichlicher Infektionsbeteiligung durch *Helicobacter pylori* festgestellt wurde. Die vom Gastroenterologen vorgeschlagene Tripeltherapie mit der »Protonenpumpe« (Antibiotikum und Säureblocker) wurde wegen der Nebenwirkungen nicht durchgeführt, dafür eine Kur mit Edelkastaniensuppe mit Süßholz und Engelsüß sowie Fenchel-Galgant-Tabletten gegen die *Helicobacter-pylori*-Infektion. Nach einem Monat konnte bei einer Magenspiegelung keine Entzündung mehr beobachtet werden, lediglich ein paar Narben wurden festgestellt. Die Zwiebelsuppe als Test auf Magengeschwüre wurde wieder gut vertragen.

➾ Der heute 75jährige selbständige Handwerker litt mehr als 30 Jahre lang an jährlich wiederkehrenden Magengeschwüren mit fürchterlichen Magenschmerzen, Schluckauf, Schlaflosigkeit und Verstopfung. Der Magen war voller Geschwüre wie ein Krater und sollte entfernt werden. Nichts hatte geholfen. Die Darmflora war durch die ständige Einnahme von Antibiotika und einer Unmenge von Aluminiumpulver sowie Wismut derartig zerstört, daß sich gleich zwei Candida-Hefepilze angesiedelt hatten *(C. albicans* und *glabrata)*. Durch die Sanierung der Darmflora mit Bärwurzbirnhonig und Acidophilus Jura sowie die Ernährungsumstellung auf Dinkel, Obst und Gemüse war die Darmflora nach drei Monaten wieder vollkommen normal. Mit Hilfe der Morgensuppe aus Dinkel und Edelkastanien mit Süßholz und Engelsüß, über einen Zeitraum von einem

Jahr gegessen, sowie durch einen jährlichen hildegardischen Aderlaß verschwanden die Schmerzen, und das Magengeschwür heilte aus.

➾ Nach einem Betriebsunfall mit Verbrennung zweiten und dritten Grades entwickelten sich bei dem heute 75jährigen Patienten sehr große Magengeschwüre mit Appetitlosigkeit, Brechreiz, Sodbrennen, Magenschmerzen und Atemnot. Durch die Einnahme von Antibiotika und Antacida sowie Calciumantagonisten war die Darmflora zerstört – mit erheblichen Lücken im Bereich der Lactobakterien und Enterokokken sowie mit einer Überwucherung durch Candida. Im mikroskopischen Präparat des Stuhls konnte man massenhaft abgestorbene Sproßpilze beobachten, wie sie für eine Pilzbesiedelung des oberen Darmabschnitts charakteristisch sind. Nach einer Darmsanierung mit Bärwurzbirnhonig, Acidophilus Jura, Mutaflor und einer konsequenten Umstellung auf Dinkel konnte sich die Darmflora wieder normalisieren. Durch die regelmäßige morgendliche Einnahme von Edelkastaniensuppe mit Engelsüß und Süßholz heilten die Magengeschwüre innerhalb von einem Jahr beschwerdefrei ab. Sie sind seitdem nie wieder aufgetreten.

Fenchelsamen

»Auch roh gegessen schadet Fenchel nicht. Wie immer man Fenchel ißt, macht er fröhlich und verleiht eine gute Gesichtsfarbe, einen guten Körpergeruch und eine gute Verdauung … Wer Fenchel(pulver) täglich nüchtern ißt, dem mildert er die üblen Säfte *(phlegmata)* und Eiterungen, nimmt den üblen Mundgeruch und macht die Augen hell und klar …«

Anwendung: Vor jedem Essen drei bis fünf Fencheltablet-

ten zerkauen. Man kann auch Fenchelpulver messerspitzenweise nehmen. Vom Kauen von Fenchelsamen wird abgeraten, da die harten Fenchelkörner die Mundschleimhaut verletzen können.
Fenchelgemüse, Fenchelöl, Fencheltee, Fenchelsamen oder die hochwirksamen Fencheltabletten sind ein Universalheilmittel für Magen- und Darmleiden, da sie den Magen-Darm-Trakt vor Fäulnisstoffen und lästigen Darmgasen reinigen (Karminativum). Die krampflösenden Eigenschaften des Fenchels sorgen dafür, daß sich die festsitzenden Blähungen lösen. Er wird nicht mehr nur in der Kinderheilkunde bei Krämpfen angewendet, sondern ganz besonders auch bei Magen- und Darmkoliken.
Die Wirksamkeit des Fenchels kann durch Galgant verstärkt werden. Daher haben wir die Fenchel-Galgant-Tabletten hergestellt und sie bei starken Darmkoliken erfolgreich erprobt.
Ganz besonders wichtig ist die neutralisierende Wirkung des Fenchels auf die Gallensäure, die für Sodbrennen und Aufstoßen verantwortlich gemacht wird. Auch hier hilft der Fenchel immer zuverlässig und sicher – am einfachsten in Form von Fencheltabletten, die vor den Mahlzeiten eingenommen werden. Fenchel wirkt so zuverlässig, daß wir ihn auch als Säureblocker der Hildegard-Heilkunde bezeichnen. Bei schweren Magen-Darm-Erkrankungen muß natürlich das Grundleiden mitbehandelt werden.

Fallbeispiel

➾ Der Fernsehkameramann litt seit dem Krieg an Zwölffingerdarmgeschwüren, die ihn besonders nachts keine Ruhe ließen. Sämtliche Arzneimittel, die heute schulmedizinisch zur Verfügung stehen, zeigten keinen Erfolg. Die jahrelangen Schmerzen hielten nach wie vor an. Durch die Dreharbeiten für einen Hildegard-Film lernte der Kameramann den Fenchel kennen, wobei ich ihm riet, gleich abends vor dem Schlafengehen drei bis fünf Fencheltabletten einzunehmen. Seitdem sind seine Beschwerden verschwunden.

Diät für den Magen

Die Hildegard-Diät als Grundlage bei allen Magen- und Darmleiden legt einen besonderen Wert auf das Dinkelgetreide. Zur Neutralisation überschüssiger Magensäure hat sich auch die Mandelmilch bewährt, die man im Mixer aus Mandeln und Wasser herstellt. Auch die Ziegenmilch neutralisiert Magensäure und hilft bei der Ausheilung von entzündeter Magenschleimhaut.
Bei Magen- und Darmleiden sollten gemieden werden:

- alle sauren Früchte
- Rohkost
- alle gebratenen und in Fett zubereiteten Lebensmittel
- Tabak, Alkohol, Kaffee und Schokolade
- starke Gewürze wie Senf und Paprika
- Zucker und Zuckerprodukte, insbesondere Soft drinks

Weinessig

Zur guten Verdauung trägt ein guter Weinessig bei, mit dem man die Speisen »temperieren« kann. Heute bieten sich die wohlschmeckenden Kräuteressige an, wobei man immer vom Grundstoff Weinessig ausgeht.
»Weinessig taugt (als Zusatz) zu allen Speisen, und zwar dann, wenn er den Gerichten solcherart beigegeben wird,

daß er ihnen nicht den (Eigen-)Geschmack nimmt, sondern man bei ihnen nur ganz wenig vom Essigzusatz merkt. Auf solche Weise mit etwas Nahrung eingenommen, reinigt er das Stinkende (Blähungen, Gase) im Menschen und reduziert in ihm die (schlechten) Säfte und sorgt bei ihm dafür, daß sein Essen den rechten (Verdauungs-)Weg geht.
Wenn man aber so viel Essig den Speisen zusetzt, daß der Essiggeschmack den Geschmack der Speisen übertrifft, so daß jenes Essen mehr nach Essig schmeckt als eigentlich nach der Speise, dann schadet er diesem Esser. Denn seine (des Essigs) Hitze kocht das Essen im Menschen zum zweiten Mal und macht es hart (verbrannt), so daß es kaum noch verdaut werden kann.
Der aus Bier hergestellte Essig ist nicht so gut wie ein aus Wein gemachter. Er ist sogar matt und kraftlos und führt beim Menschen leicht zur Anfälligkeit gegenüber Fieber. Er verhärtet den Magen-Darm-Bereich und nützt darum dem Esser recht wenig.« (PL 1199 D/D)
Außerdem empfiehlt Hildegard einige Fleischarten, so zum Beispiel Rehfleisch, um Darmgase, Verschleimung und Blähungen zum Verschwinden zu bringen:
»Rehfleisch ist gut für gesunde und für kranke Menschen. Wenn einer oft Rehfleisch ißt, dann reinigt es ihn von Schleim und Stinkendem.« (PL 1322 A)
Aber auch das Hirschfleisch eignet sich bei Verschleimungen, Gastritis und Völlegefühl:
»Wenn ein Mensch das Hirschfleisch warm, aber nicht kochend heiß ißt, reinigt es seinen Magen und macht ihn leicht.« (PL 1321 C)
Auch die Wildgans ist geeignet, um Fehlsäfte und Verschleimungen zu beseitigen und gleichzeitig das Immunsystem zu stimulieren.

»Wenn jemand im Magen (Darm) leidet, der nehme eine Wildgans. Nach dem Wegwerfen von Kopf und Eingeweiden koche man den übrigen Körper ganz stark in Wasser, nehme sie dann aus dem Wasser heraus und trenne alles Fleisch von den Knochen. Die Fleischstücke zerkleinere man (im Passiergerät) und presse den Saft durch ein Filtertuch heraus. Von diesem Saft und ein wenig Feinmehl mache man eine Suppe und schlürfe diese vor dem Essen (auf leeren Magen). Das nimmt Schleim und Fehlsäfte von seinem Magen ganz sachte weg, ohne daß er etwas davon merkt.« (PL 1294 B)
Interessant ist immer wieder die von Hildegard beschriebene Lebertherapie. Hier wird die Ziegenleber bei allen Magen- und Darmkrankheiten sowie bei Verstopfung als Reinigungsmittel oder Große Magenkur eingesetzt.
»Wenn jemand am Magen (Darm) leidet, brate er eine Ziegenleber und esse sie oft bis Mitte August. Es reinigt und heilt seinen Magen so gut wie eine Abführkur.« (PL 1325 B)
Die Purgierkuren sind bei Hildegard die einzigen Behandlungsmethoden für Magen-Darm-Leiden, die sich fast immer als Verstopfung äußern. Bestandteil dieser Kuren ist die Wallerleber, das heißt die Leber vom Wels, die sich als Delikatesse braten läßt:
»Wenn jemand von der gekochten (gebratenen) Wallerleber ißt, dann zieht sie allen Schleim *(livor)* und allen Eiter *(venenum)*, die sich in seinem Magen befinden, an sich und in sich und führt ihn mit sich beim Stuhlgang fort. So wird er im Magen-Darm-Bereich gesund.« (PL 1275 B)
Historisch interessant ist die heilende Wirkung der Walleber, die man aber nicht mehr einsetzen kann, weil die Wale artenrechtlich geschützt sind:
»Wenn jemand die Leber vom Wal verzehrt, reinigt sie sei-

nen Magen (Darm) innerlich und nimmt alles Schmutzige der Innereien weg wie der beste Purgiertrank *(Potio)*.« (PL 1271 C)

Kräuter und Gewürze

Jahrtausendelang haben die Völker dieser Erde ihre Speisen durch Kräuter und Gewürze auf ganz einfache Art und Weise schmackhaft gemacht und sich damit gleichzeitig ganz natürlich vor Infektionen und Verdauungsstörungen geschützt.
Wichtiger als Salz und Pfeffer ist daher in der Küche die richtige Verwendung von Kräutern und Gewürzen. Zur Erzielung einer guten Verdauung stehen uns nach Hildegard eine Reihe von Kräutern zur Verfügung, die eine reinigende und krampfstillende Wirkung im Magen-Darm-Bereich haben, wobei besonders die krampfartigen Blähungen entweder durch Aufstoßen oder durch vermehrten Abgang von Winden beseitigt werden. Darüber hinaus fördern die pflanzlichen Bittermittel eine gute Durchblutung der Magen- und Darmschleimhaut, wodurch sich wiederum die Verdauung normalisiert.
Über Rainfarnsuppe lesen wir bei Hildegard:
»Auch wer im Magen von verschiedenen üblen Speisen Schwere und Drücken hat, der nehme eine (Fleisch-)Suppe, die ohne Gemüse und ohne andere Kräuter gekocht ist. Da hinein lege er Rainfarn und koche es von neuem. Gekocht esse er das oft, und es erweicht seinen Magen und macht ihn leicht und bereitet angenehme Verdauung.« (PL 1173 C)

◆ *Rezept: Rainfarnsuppe*

Die Rainfarnsuppe ist eine Delikatesse. Man nimmt dazu frischen Rainfarn ohne Blüten und hackt die bitteren Blätter (1 EL) und kocht sie mit zwei bis drei Eßlöffeln Dinkelgrieß in Wasser mit etwas Salz zu einer Suppe. Man kann auch einen Eßlöffel Rainfarnpulver (»ohne Blüten«) nehmen und mit zwei Eßlöffeln Dinkelmehl beziehungsweise Dinkelgrieß zu einer Suppe verkochen.

Der mit Dinkel angemachte Kopfsalat gehört in jede Hildegard-Kur und sorgt für eine gute Verdauung:
»Wer Salat essen will, der beize zuerst mit Dill oder mit Essig oder mit etwas anderem, so daß zweimal für kurze Zeit übergossen wird, bevor gegessen wird. Und wenn der Kranke auf diese Weise Salat ißt, stärkt er das Gehirn und bereitet eine gute Verdauung.« (PL 1165 A)
Zur Vermehrung einer verdauungsfördernden Wirkung werden bei Verstopfung unter den Kopfsalat zwei bis drei Eßlöffel kalte (oder warme) gekochte Dinkelkörner gemischt.
Die »unreine Haut« mit Pickeln, Furunkeln oder Ekzemen ist meist die Folge einer schlechten Verdauung. Hier hilft die Melde, die man als Unkraut an allen Gärten und Zäunen finden kann:
»Gegessen bewirkt die Melde eine gute Verdauung. Und wenn in einem Menschen giftige Drüsen (Skrofeln) zu wachsen beginnen, dann bereite er mit Melde und weniger Prieslauch (eventuell Bärlauch) als Melde und weniger Ysop als Prieslauch oft ein Gemüse und esse es, und die Skrofeln werden eintrocknen.« (PL 1170 C)
Brunnenkresse, wie Spinat gedünstet, macht eine gute Verdauung:

»Und wer gegessene Speisen kaum verdauen kann, er dünste ebenfalls Brunnenkresse *(Nasturtium officinale)* in einer Schüssel, weil ihre Kraft aus dem Wasser stammt, und so esse er sie, und sie wird ihm helfen.« (PL 1161 A)
Hildegard beschreibt verschiedene Minzarten, die nicht nur die Verdauung fördern, sondern auch ein gutes Gewürz abgeben:
»Aber auch wer einen kalten Magen hat und die Speisen nicht verdauen kann, der esse die Ackerminze roh oder mit Fleisch oder mit Fischen gekocht, und sie wärmt seinen Magen und verhilft ihm zur Verdauung.« (PL 1161 C)
Auch die Bachminze, die nicht nur die Verdauung fördert, sondern bei Übergewichtigen die Kurzatmigkeit beseitigt, ist ein gutes Würzmittel:
»Wem vom vielen Essen und Trinken der Magen schwer und er davon kurzatmig geworden ist, er esse oft Bachminze roh oder gekocht mit Fleischgerichten oder in Suppen oder Gemüse, und die Kurzatmigkeit vergeht, weil Bachminze die verfetteten und hitzigen Eingeweide kühlt ... Wer durch eine kranke Lunge schwer atmet, hat Auswurf und muß bei der geringsten Bewegung husten. Wer wegen der Verfettung und zu reichlichem Essen und Trinken schlecht Luft bekommt, muß bloß schwer atmen und hat keinen Auswurf. So kann man es erkennen und die Bachminze gebrauchen.« (PL 1161 B)
Die Krauseminze *(Mentha crispa)* ist nicht nur ein gutes Rheumamittel, sondern gleichzeitig ein gutes Gewürz:
»Wie das Salz, mäßig beigefügt, jede Speise abstimmt, wobei es schlecht ist, wenn zuviel oder zuwenig der Speise hinzugefügt wird, so gibt die Krausenminze, wenn sie dem Fleisch, den Fischen oder anderen Speisen oder dem Mus beigefügt wird, jener Speise einen guten Geschmack und

eine gute Würze und erwärmt, so gegessen, auch den Magen und verschafft eine gute Verdauung.« (PL 1161 D)
Seinen (verdorbenen) Magen kann man mit Poleiminze reinigen *(Mentha pulegio):*
»Wer die Blätter der Polei roh oder den Saft roh nimmt, nämlich wenn man sie allein dem Fleisch beigibt, der wärmt den Magen (bei Gastritis), wenn er einen kalten Magen hat. Und auch wenn sein Magen voll von Gift, das heißt Eiter ist, reinigt und heilt es ihn.« (PL 1181 A)
Bei älteren Menschen nimmt infolge einer schlechten Verdauung die Sehstärke ab. Hier nimmt man die Poleiminze, mit Essighonig:
»Nimm Polei und gib sie in eine Mischung aus gleichen Teilen Essig und Honig, und dies gib oft vor Tisch zu trinken. Es reinigt deinen Magen und klärt deine Augen.« (PL 1181 B)
Man mischt 100 ml Weinessig mit erwärmtem Honig (ebenfalls 100 ml), verdünnt es noch mit etwas Wasser und trinkt vor dem Essen ein Likörglas dieses Essighonigs mit zwei bis drei Messerspitzen Poleiminzpulver täglich. Wird es als zu stark empfunden, gießt man diese Menge in eine Tasse mit Fencheltee und trinkt es so. Die Kurdauer beträgt mehrere Wochen oder Monate. Dieses Mittel kräftigt nicht nur den Magen, sondern hilft auch bei Augentrübungen. Es verbessert durch die kräftigere Magendurchblutung auch die Durchblutung der Blase bei Harnwegsinfektionen.
Bei Verdauungsstörungen darf man den Bertram nicht vergessen, zwei bis drei Messerspitzen mitgekocht oder über die Speisen gestreut:
»Bertram mindert die Fäulnis im Menschen und vermehrt das gute Blut, gibt einen klaren Verstand; aber auch den Kranken, der schon fast in seinem Körper gestorben ist, bringt der Bertram wieder zu Kräften und schickt im Men-

schen nichts unverdaut wieder hinaus, sondern bereitet ihm eine gute Verdauung.« (PL 1138 C)
Von der guten Wirkung des Bertrams haben sich schon viele Leute überzeugt, so daß er nicht nur knapp, sondern auch teuer geworden ist. Innerhalb von einem Jahr hat sich der Preis verdoppelt. Es empfiehlt sich, den Bertram hierzulande anzubauen, um diesem Trend entgegenzusteuern.

Magenschmerzen durch Ernährungsfehler

Zur Beseitigung von Druckgefühlen mit krampfartigen Schmerzen, besonders nach falscher Ernährung oder auch nach Magenoperationen, helfen zuverlässig die bereits erwähnten Fencheltabletten.

Ingwer-Pulvermischung
Indikation: Magenschmerzen, Magen- oder Zwölffingerdarmgeschwüre, Bauchschmerzen, Nabelkoliken oder Gastritis
»Pulverisiere Ingwer und zweimal soviel Galgant und halb soviel Zitwer. Nach dem Essen schütte dieses Pulver in Wein, und trinke es so, und auch abends, bevor du schlafen gehst. Das mache oft, und dem Magen wird es bessergehen.« (PL 1135 D)

◆ *Rezept: Ingwer-Pulvermischung*
10 g Ingwer
20 g Galgantwurzelpulver
5 g Zitwer
Anwendung: Nach dem Essen und abends vor dem Schlafengehen nimmt man zwei bis vier Messerspitzen von dem

Pulver in einem halben Glas (Rot-)Wein. Die Kur dauert zwei bis vier Monate.

Reinigung der Magen- und Darmschleimhaut

In der Volksheilkunde wird die reinigende Wirkung der Brennessel vielseitig genutzt. Hildegard empfiehlt, die Frühlingsbrennesselblätter als Gemüse in Fleischgerichten oder in Knödeln und Nockerln mitzukochen, um den Magen zu reinigen und zu entschleimen:

»Wenn die Brennessel frisch aus der Erde sprießt, ist sie gekocht nützlich für die Speisen des Menschen, weil sie den Magen reinigt und den Schleim aus ihm wegnimmt. Das macht jede Art von Brennessel.« (PL 1168 D)

Im Frühling kann man ein bis zwei Teelöffel Brennesselblätter zusetzen und mitkochen. Im Winter eignet sich auch das von den frischen Frühlingsblättern hergestellte Pulver. Auch den Beifuß kann man mit Fleisch (Schaf oder Ziege) kochen oder als Gewürz verwenden, wobei es mitgekocht werden muß. Besonders bei Gastritis und Magengeschwüren ist der Beifuß notwendig und hilfreich:

»Der Beifuß ist sehr warm, und sein Saft ist sehr nützlich, und wenn er gekocht wird und in Mus gegessen wird, heilt er kranke Eingeweide, und er erwärmt den kranken Magen. Und wenn jemand Schmerzen hat, dann koche er ihn mit Fleisch oder Fett oder in Mus oder einer anderen Würze und esse ihn, und die Fäulnis, die der Kranke sich durch frühere Speisen und Getränke zugezogen hat, nimmt der Beifuß weg und vertreibt sie.« (PL 1171 C)

Fast ein Universalheilmittel ist die Kornelkirsche *(Cornus)*. Im Herbst wird sie tiefrot, schmeckt süßlich-sauer und ist in vielen Vorgärten zu finden. Ihre Wirkung ist vermutlich auf die roten Fruchtfarbstoffe, die Anthocyane, zurückzufüh-

ren, die als Wundheilmittel zerstörter Schleimhäute und Gefäße bekannt sind. Die Früchte werden im Herbst gesammelt und ergeben eine wunderbare Marmelade.
»Die Frucht der Kornelkirsche schadet dem Menschen nicht, wenn man sie ißt, sondern sie reinigt und stärkt den kranken und auch den gesunden Magen, sie nützt dem Menschen für seine Gesundheit.« (PL 1240 B)

Lorbeerfrucht
Indikation: Magenfieber, Verschleimung, Katarrh, Magenschmerzen, besonders nach abgeheilten Magen- und Darmgeschwüren (Narbenschmerzen)
Lorbeerwein hilft bei Gastritis und Magenschmerzen mit begleitender innerer Hitze, die der Betroffene als Fieber empfindet, aber vom Thermometer kaum angezeigt wird.
»Wenn du im Magen/Darm (Schmerzen) leidest, dann koche die Lorbeeren in Wein und trinke diesen Wein warm. Er nimmt den Schleim von deinem Magen weg und reinigt ihn und treibt ihm auch das Fieber aus.« (PL 1229 B)
Einen Teelöffel Lorbeerfrüchte mit einem Glas (Rot-) Wein zwei bis drei Minuten lang aufkochen, absieben und den Wein schluckweise warm abends vor dem Schlafengehen trinken. (Nicht bei akuten Magen-Darm-Geschwüren oder Magenkrebs!)

Lorbeerkekspulver
Indikation: Verdauungsschwäche, Blähungen, Dyspepsie
»Nimm daher die Rinde und die Blätter des Lorbeeres und zerstoße sie, und drücke ihren Saft aus, und dann mache mit diesem Saft und mit Weizenmehl Plätzchen, zerreibe sie zu Pulver, und bereite mit Honig und Wasser eine Honigwürze, und tue etwas von dem Pulver hinein, und trinke davon.

So oft du es tust, wird es deinen Magen von allem Unrat reinigen und ihn nicht stark verletzen.« (PL 1228 C)

Lorbeerküchlein

Indikation: Magen-Darm-Gase (Blähungen), Diabetes, schlechter Mundgeschmack

»Wenn du einen stinkenden Magen/Darm hast, so daß du sogar einen unreinen Speichel produzierst, dann bereite aus dem (echten, aus Frischbeeren kalt gepreßten) Lorbeeröl und etwas Mehl Küchlein (Törtchen) und esse dies. Sie werden deinen Magen/Darm reinigen und Stinksäfte überwältigen und rechte und gute (Säfte) in dir bereiten.« (PL 1229 B)

Weinraute

Indikation: Depressionen, Hitzewallungen, Zwischenblutungen, Diabetes, Hormonregulationsstörungen, Verdauungsstörungen, Gallenstau, Zwölffingerdarm-Geschwür

»Weinraute wirkt stark im Bereich der Verfeuchtung *(humiditas)* und das gut gegen trockene (atrophische) Übersäuerungen (Verbitterungen = *amaritudines*), die in jedem Menschen wachsen, in welchem die rechten Stoffwechselsäfte versiegen. Doch wirkt Weinraute besser und nützlicher, wenn man sie roh ißt, als wenn sie (getrocknet und) gepulvert ist. Wenn man Weinraute ißt, löscht sie unrechte Wallungen des Blutes im Menschen. Denn die Wärme der Weinraute schwächt die unrechte Wärme der Melanche (Schwarzgallenstoff) und gleicht die unrechte Kälte der Melanche aus. Darum wird es einem melancholischen Menschen bessergehen, wenn er Weinraute nach anderen Speisen verzehrt. Aber auch wenn einer sonst eine Speise ißt und danach Schmerzen bekommt, soll er dagegen Weinraute essen, und er wird weniger zu leiden haben.«

Jedes gute Hildegard-Essen sollte mit bitteren Weinraute-kräutern beschlossen werden. Weinraute beseitigt nicht nur das lästige Sodbrennen sondern auch die Schwarzgalle. Die Weinraute ist ein gutes Antimelancholikum.

Bauchschmerzen durch ein gestörtes vegetatives Nervensystem

Tannensalbe

Indikation: Magen- und Darm-Schmerzen, Störungen der Bauchspeicheldrüse und Milz, Magen-Darm-Koliken, Kopfschmerzen bei Bluthochdruck (vor Schlaganfall), Nebenhöhlenentzündung, Schmerzen des »Sonnengeflechtes«

»Wenn der Tannenbaum grünt und noch nicht an Saft verloren hat, wie es im März oder auch (noch) im Mai der Fall ist, dann nimm von seiner Rinde und von seinen Nadeln und auch von seinen jungen Zweiglein und schneide es ganz klein und koche es stark in Wasser, bis ein dickliches Extrakt *(spissum)* heraus wird. Dann füge Butter aus der Kuhmilch (Mai-Kuhbutter) hinzu (koche es auf) und seihe durch ein Tuch und mache so eine Salbe daraus ...

Wenn jemand im Magen oder in der Milz (an Schmerzen) leidet, dann reibe ihn zuerst – wegen seines Herzens – über dem Herzen ein und dann sogleich über dem Magen, wenn es dort weh tut, oder über der Milz, wenn sie leidet, und die Salbe durchdringt infolge ihrer Stärke die ganze Haut, so daß er rasch geheilt wird.« (PL 1233 B)

Mit der Tannensalbe wird bei Schmerzen in der Magengrube über dem sogenannten Sonnengeflecht eine sehr angenehme Massage durchgeführt: Zuerst beginnt man die Herzgegend einzureiben und dann die Magengrube.

◆ *Rezept: Tannensalbe*
50 g Frühlingstannennadeln, -rinde und -holz
25 g Salbeiblätter
100 g Mai-Kuhbutter
250 ml Wasser
Tannennadeln, -rinde und -holz und Salbeiblätter kleinschneiden und mit Wasser zu Brei kochen. Mit Butter unter ständigem Rühren zusammenschmelzen, kaltrühren, vom Wasser abtrennen und in einem Salbengefäß im Kühlschrank aufbewahren.
Anwendung: Man massiert zunächst das Herz und anschließend das Sonnengeflecht ein. Bei Kopfschmerzen kann man auch Schläfen, Stirn und den ganzen Kopf mit der Tannensalbe einmassieren. Sie hat sich auch ausgezeichnet zur Beseitigung von Stirnhöhlen- und Kieferhöhlenschmerzen bewährt, wobei man äußerlich einmassiert. Selbst die Nasenlöcher kann man mit ihr einmassieren.

Espensalbe
Indikation: Schmerzen infolge von Verdauungsstörungen im Kopf, Rücken und Unterleib
»Nimm auch im Mai die Rinde der Espe und das äußere Holz bis zum Herz und schneide es in kleine Stücke und presse den Saft aus. Füge den Saft zu anderen Salben, die du bereitet hast, und so wirken sie um so mehr gegen alle Krankheiten, die den Menschen plagen im Kopf, im Rükken, in den Lenden, im Magen und in seinen übrigen Gliedern, und um so mehr unterdrücken sie die üblen Säfte.« (PL 1236 C)
Die Zitterpappel *(Populus tremula)* hat als wirksamen Stoff Salicylsäure, weshalb man auch aus Zitterpappel ein Bad gegen Rheuma- oder Magenschmerzen bereiten kann:

»Wenn jemand unter Gicht (Rheuma) leidet oder wenn jemand einen kalten Magen hat (Gastritis), der nehme die Rinde der Zitterpappel, wenn sie grün ist, und das äußere Holz bis zum inneren Kern (Herz) (aber nicht das, was das Herz des Baumes genannt wird). Das schneide der Kranke in kleine Stücke und koche sie in Wasser, und dann gieße er dieses Wasser mit den Hölzern in eine Badewanne und bade darin. Und das tue er oft, und das Rheuma wird von ihm weichen und auch ein kalter Magen wird warm, und so wird es beiden bessergehen.« (PL 1236 C)

Schlehenfrüchte
Die Schlehenfrüchte schmecken nicht nur gut, sondern können in Wasser gekocht den Magen stärken und eine Gastritis ausheilen:
»Wer einen schwachen Magen hat, der röste Schlehen in einer Feuerflamme, das heißt, er brutzele sie oder koche sie in Wasser und esse sie oft. Unrat und Schleim *(slim)* nimmt es seinem Magen, und wenn er die Kerne davon mitißt, wird es ihm nicht schaden.« (PL 1243 C)

Hagebutten
Auch die gekochten Hagebutten helfen bei Gastritis:
»Wenn jemand am Leib gesund ist, nur einen schwachen Magen hat, der koche die Hagebutten und esse sie oft, und es reinigt den Magen und nimmt den Schleim.« (PL 1243 A)

Durchlässiger Darm (Intestinale Permeabilität)

Bei dieser Krankheit wird die Dünndarmschleimhaut durch die immer stärkere Belastung mit Umweltgiften, chemischen Arzneimitteln (Aspirin, nichtsteroide Schmerzmit-

tel), Hormonen (Antibabypille, Cortison, Östrogene im Klimakterium), Antibiotika, Alkohol sowie durch Ernährungsfehler zerstört und von Viren, Bakterien und Pilzen besiedelt, die nicht in die normale Darmflora hineingehören. Dadurch wird die Dünndarmschleimhaut auch für Gifte und große Eiweißmoleküle durchlässig, die normalerweise niemals in den Körper geraten dürfen. Diese Schadstoffe und Gifte gelangen ins Blut und lösen eine starke Antikörperproduktion aus – mit dem Ziel, diese Eindringlinge wieder zu beseitigen. Nunmehr sind aber die Schleusen geöffnet, und unverdaute Nahrungsmittelbestandteile gelangen zusammen mit allen möglichen Fremdsubstanzen in den Körper, was weitere Antikörperreaktionen auslöst. Auf diese Weise entstehen Autoaggressionskrankheiten. Sie zerstören Haut und Schleimhaut (Neurodermitis, Heuschnupfen und Asthma), die Nervenschutzhüllen (Multiple Sklerose) oder die Knorpel, Sehnen und Knochen (Polyarthritis). Sie fressen sogar die Haut auf (Wolf oder *Lupus erythematode).* Hildegard hat diese Zustände dramatisch geschildert:
»Denn aus dem Magenleiden entsteht der Seitenschmerz, und aus dem Seitenschmerz geht der Schmerz in den Ilien (Kreuz-, Hüft-, Rücken- und Unterleibsschmerzen) hervor. Wenn nämlich der Magen durch schädliche und schlechte Speisen geschwächt wird, so daß diese in ihm nicht verdaut werden können, so erhebt sich aus dem Magen ein Schmerzgefühl wie ein Rauch oder Nebel in die Seite hinein, so wie beißender Qualm aus grünem Holz entsteht. Dieser vom Magen kommende Rauch (Fäulnisgase) zieht weiter zu den Därmen hin wie eine dunkle Wolke, und die Därme nehmen den Rauch auf, weil dieser normalerweise immer zu den Därmen hinstrebt, so wie der Rauch zum

Schornstein aufsteigt. So eilt jede Schwäche und jedes Schmerzgefühl des Magens wegen der üblen, andauernden Gewohnheit in die Därme und läßt dort den Menschen Schmerzen empfinden.« (CC 116ff.)

Diese Erscheinung ist die Hauptursache der immer weiter zunehmenden Lebensmittelallergien. Viele chronische Krankheiten, deren Ursachen in der Schulmedizin immer noch unbekannt und daher auch unheilbar sind, werden durch diese Reaktion des Immunsystems ausgelöst. Dazu gehören die Colitis ulcerosa, Morbus Crohn und die Zöliakie. Die Patienten leiden oft jahrelang an:

- Verdauungsstörungen, Durchfall oder Verstopfung im Wechsel
- chronischer Müdigkeit
- Hautausschlägen und Juckreiz
- Muskel- und Gelenkschmerzen
- Konzentrationsstörungen
- Immunschwäche mit Infektanfälligkeit

Durch den Einsatz von Cortison und Sulfonamiden (Azulfidine) oder Entzündungshemmern (Acetylsalicylsäure wie zum Beispiel Salofalk) bei Darmschleimhautentzündungen werden die Zustände meist noch schlimmer und chronisch, das heißt unheilbar.

Sanikeltrank

Indikation: Eingeweideleiden, Magen- und Darmschleimhautentzündungen (Gastritis, Morbus Crohn, Colitis ulcerosa, Pankreatitis, Enteritis), Intestinale Permeabilität, Drüsenstörungen (Schilddrüse, Hypophyse, Ovar)

»Sanikelsaft ist angenehm und gesund sowie heilsam für den Magen und die kranken Eingeweide. Im Sommer, wenn er grün ist, ziehe ihn mit der Wurzel aus und koche ihn in Wasser, siebe den Extrakt durch ein Tuch und dann gib diesem Wasser Honig und etwas Süßholz bei und mache eine Honigwürze und trinke sie oft nach dem Essen. Und aus deinem Magen nimmt sie den Schleim weg und heilt die kranken Eingeweide.« (Basel. Cap. 1–45; PL 1146 D)

◆ *Rezept: Sanikeltrank*
100 g frisches, gewaschenes Sanikelkraut mit Wurzel
2 l Wasser
300 g Honig
50 ml Süßholzsaft
Das Sanikelkraut wird mit der Wurzel kleingeschnitten und mit Wasser fünf Minuten kräftig zu einem Sanikeltee ausgekocht. Zu diesem Tee gibt man Honig und Süßholzsaft, kocht dies noch einmal zwei Minuten auf, filtriert es und füllt es in ein steriles Fläschchen ab.
Anwendung: Dreimal täglich ein Likörglas nach dem Essen einnehmen.

Der Sanikeltrank hilft ausdrücklich bei allen Eingeweideleiden, wobei Hildegard zu den Eingeweiden *(viscera)* alle Bauchorgane, also auch Magen, Leber, Milz, Bauchspeicheldrüse, Dünndarm, Dickdarm und sogar die Organe des Unterleibs wie Gebärmutter und Adnexe zählt. Insofern gehören zu den Eingeweiden auch die Genitaltuberkulose sowie Zysten *(Viscera tumescentia)*.

Balsamsalbe
Indikation: Magenfieber, Typhus, Flecktyphus
»Und wer große Fieber im Magen hat, der nehme etwas Balsam und füge genug Baumöl (Olivenöl) hinzu und mehr

Hirschmark als jenes Öl, und so mache er daraus eine Salbe, und er salbe sich damit um den Magen, und es nimmt die Fieber von ihm weg.«

◆ *Rezept: Balsamsalbe*
10 g Balsam
10 g Olivenöl
15 g Hirschmark
10 g Hirschfett
Alle Zutaten im Wasserbad erwärmen und zu einer Salbe verrühren.
Anwendung: Morgens und abends Schmerzstellen einmassieren.

Patientenbericht
➾ Bei der Patientin wurde mit 42 Jahren eine Totaloperation durchgeführt. Nach der Operation traten zyklische Zwischenblutungen mit Endometrioseherden am Scheidenstumpf auf. Anschließend starke Durchfälle, täglich zehnmal, auch nachts. Der Stuhl war wäßrig, eine Koloskopie ergab einen normalen Darmbefund. In einer Stuhlprobe wurden Lamblien nachgewiesen, die mit dem Antibiotikum Metronidazol ohne Erfolg behandelt wurden. Nach der Antibiotikabehandlung trat zusätzlich eine Pseudomonas-Darminfektion auf. Die natürliche Darmflora war völlig »abrasiert«.
Darmreinigungskuren nach Mayr brachten keinen Erfolg, und erst nach der Umstellung auf Dinkelernährung und Darmsanierung mit Bärwurzbirnhonig trat eine Besserung ein. Der Stuhlgang normalisierte sich, und der Stuhl war wieder geformt. Alle Medikamente, unter anderem Cortison, konnten durch die Behandlung nach der Hildegard-

Heilkunde behutsam abgesetzt werden. Ihr damals behandelnder Arzt an der Erlanger Universitätsklinik bescheinigt ihr heute einen guten Allgemeinzustand.

Zöliakie und Sprue

Die meisten der Nahrungsmittel-Bestandteile werden vom Dünndarm resorbiert: Aminosäuren, Zucker, Fett, Mineralien und Spurenelemente sowie Vitamine. Die Dünndarmschleimhaut besteht aus unzähligen Darmzotten (Villien), und diese bestehen aus Mikrovillien mit einer Oberfläche von über 200 Quadratmetern.
Bei der Zöliakie, bei Erwachsenen auch Sprue genannt, entzündet sich die Dünndarmschleimhaut durch die Getreidekleber Glutenin und Gliadin, so daß sich die Darmzotten zurückbilden und sogar verschwinden. Der Dünndarm sieht dann glatt wie ein Gartenschlauch aus und kann keine Nahrung mehr aufnehmen. Die Folgen sind verhängnisvoll und treten in 80 Prozent aller Fälle bereits in frühester Kindheit auf, wenn die Mütter abstillen und ihren Babys den ersten Getreidebrei aus Weizen oder Hafer, nicht aber aus Dinkel reichen. Beim züchterisch unverdorbenen, biologisch angebauten Dinkel ist bisher noch keine Zöliakie aufgetreten, weil der Dinkel, wie Hildegard schreibt, leichter verdaulich ist, das heißt bereits zu körpereigenen Aminosäuren abgebaut ist, bevor er den Dünndarm erreicht. Daher sind keine Fremdeiweißmoleküle mehr vorhanden, die eine allergische Reaktion oder Entzündung auslösen können. Ganz im Gegenteil hat die Erfahrung bei Hunderten von Patienten gezeigt, daß man eine Weizen- oder Soja-Unverträglichkeit mit Dinkel ausheilen kann. Darüber hin-

aus ist der Dinkel in der Lage, die schlimmsten Magen- und Darmschleimhautentzündungen wie z. B. Gastritis, Morbus Crohn und Colitis auszuheilen. Diese Erkenntnisse haben uns ermutigt, Dinkel auch bei der Zöliakie einzusetzen, obwohl auch Dinkel Glutenin enthält. Es wird aber in seine Aminosäuren zerlegt, bevor es die Zöliakie auslösen kann.

In den bisher behandelten Fällen wurde Dinkel sehr gut vertragen, und die Patienten erfreuen sich bester Gesundheit. Vor allem sind die typischen Zöliakie- oder Sprue-Symptome nicht mehr aufgetreten, wie zum Beispiel:

- häufige Durchfälle und Stuhlveränderungen: schaumiger, fettglänzender, übelriechender Stuhl
- Gewichtsverlust, Wachstumsstillstand aufgrund von Vitamin- und Mineralienmangel
- Anämie und Leistungsabfall aufgrund von Eisenmangel

Therapeutisches Vorgehen

Den glutenfreien Lebensmitteln aus Reis, Mais, Hirse, Buchweizen, Edelkastanien, Kartoffeln, Milch, Eiern, Fleisch, Fisch sowie Obst, Gemüse und Salat wird langsam und behutsam zunächst pro Tag ein Teelöffel Dinkel zugegeben, zum Beispiel ein Teelöffel butterweich gekochte Dinkelkörner im Kopfsalat. Treten keine Beschwerden auf, erhöht man nach einer Woche die Menge auf zwei Teelöffel täglich, nach einer weiteren Woche auf drei Teelöffel usw., bis man nach einem Monat bereits eine Scheibe Dinkelbrot (bei Verstopfungsneigung schwarzes, bei Durchfallneigung weißes Dinkelbrot) zusätzlich zum Dinkelkopfsalat reicht. Nach weiteren drei Monaten kann dann meist die gesamte Dinkelpalette vertragen werden: Dinkelkernotto, Dinkelnudeln, Dinkelgrieß und Dinkelkaffee.

Fallbeispiele

➻ Bei dem Kleinkind war im Alter von sechs Monaten erstmals der Verdacht auf eine Zöliakie geäußert worden. Die damalige Dünndarmbiopsie ergab eine Zottenatrophie Grad vier. Der Bub war von da an bis zu seinem zehnten Lebensjahr glutenfrei ernährt worden und zeigte bei dieser Diät ein normales Wachstum. Eine Kontroll-Dünndarmbiopsie erbrachte eine normale Dünndarmschleimhaut Grad zwei. Danach wurde der Junge ein Jahr lang mit Normalkost ernährt, wobei keinerlei Beschwerden auftraten, allerdings blieb er bezüglich Wachstum und Gewicht zurück. Die Dünndarmbiopsie zeigte erneut eine Zottenatrophie Grad vier bis fünf, die durch die glutenhaltige Kost verursacht wurde. Nach weiteren sechs Jahren glutenfreier Kost wurde die Ernährung sehr behutsam nach der oben beschriebenen Methode zunächst auf Dinkelvollkornprodukte umgestellt. Erbrechen und Durchfälle konnten nicht beobachtet werden. Da der Patient alle Dinkelprodukte gut vertrug, konnte schließlich nach einem Vierteljahr die gesamte Kost auf Dinkel umgestellt werden. Der Gesundheitszustand hat sich in den letzten zehn Jahren stabilisiert.

➻ Die 52jährige Patientin leidet seit sieben Jahren an einer Weizenallergie mit blutigen Durchfällen, die nach mehreren Krankenhausaufenthalten erfolglos mit Cortison, Rohkost und Astronautenkost behandelt wurden. Vor vier Jahren erfolgte eine Umstellung auf Dinkelkost, wonach keine Durchfälle mehr auftraten und der Stuhl wieder geformt ist. Das ist bis heute so geblieben.

➻ Die heute 94jährige Patientin leidet schon seit ihrer Kindheit an einer Zöliakie und kann bis heute keine deutschen Getreidearten vertragen. Ihr ganzes Leben lang hat sie sich mit Durchfällen und Fettstühlen herumgeplagt, bis nach einem Knochenbruch im Unfallkrankenhaus eine Osteoporose festgestellt wurde. Die Umstellung der Ernährung auf die sogenannte Waerlandkost brachte einige Erleichterung, jedoch blieben die Beschwerden. Durch die Deutsche Zöliakie-Gesellschaft lernte die Patientin die glutenfreie Ernährung kennen, wodurch die Beschwerden verschwanden. Die glutenfreie Ernährung mit Hirse, Buchweizen, Reis und Mais empfand die Patientin auf Dauer als sehr unangenehm, so daß sie sich vor neun Jahren mit der Dinkelernährung zu beschäftigen begann, die sie sehr gut vertrug. Nur Dinkel verschaffte ihr diese vollkommene Beschwerdefreiheit, denn auch Reis führte zur Verschleimung. Über die Erfolge mit Dinkelkost informierte sie schriftlich die Zöliakie-Gesellschaft in Stuttgart, worauf sie eine heftige Verärgerung auslöste. Die Patientin hatte gegen ein Dogma verstoßen: »Kein Dinkel bei Zöliakie«, obwohl sie doch selbst der beste Beweis für die Dinkelverträglichkeit war. Auch die lokale Zöliakiegruppe wollte von diesem Erfolg nichts hören, so daß die Patientin kurzerhand aus dem Verein austrat. Nach einem Krankenhausaufenthalt ohne Dinkeldiät war die Patientin so sehr geschwächt, daß sie nicht mehr auf den Beinen stehen konnte. Erst zu Hause, wo sie wieder die entsprechende Diät und selbstgebackenes Dinkelbrot zu essen bekam, stärkte sie sich so weit, daß sie wieder laufen konnte, was für ihr hohes Alter nicht ganz selbstverständlich ist.

1979 wurde bei der damals 35jährigen Patientin in der Münchner Universitätsklinik Zöliakie festgestellt. Die Patientin hat als drittes Kind bei den Eltern im Gasthaus schwer arbeiten müssen und ist oft erst nachts um halb eins ins Bett gekommen. Auf dunkles Brot erfolgte Brechreiz, helles Brot wurde besser vertragen, lag ihr aber schwer im

Magen. Als Kind wurde sie oft gehänselt: »Weil du so viel jammerst, wächst du nicht mehr.« Erst mit 21 Jahren stellte sich die erste Regel ein. In den darauffolgenden 14 Jahren wurde der Krankheitszustand der Patientin trotz ständiger ärztlicher Behandlung immer unerträglicher: Die Regel blieb aus; es traten starke Durchfälle, Brechreiz, Durchblutungsstörungen auf. Die Patientin schwebte in Lebensgefahr. Sie wog mit 35 Jahren nur noch 30 Kilo und mußte mit dem Rettungswagen in die Münchner Universitätsklinik eingeliefert werden. Hier wurde sie künstlich mit Astronautenkost ernährt, und nach einer Dünndarmbiopsie wurde einwandfrei Zöliakie diagnostiziert. Durch anschließende glutenfreie Kost stieg das Körpergewicht wieder auf 52 Kilo. Ab 1994 wurde auf Dinkelkost umgestellt. Bald verschwanden sämtliche Beschwerden, und ihr Gesundheitszustand wurde immer besser.

Verdauungsstörungen und Verdauungsschwächen (Dyspepsie)

Als Dyspepsie werden alle Gärungs- und Fäulnisprozesse des Magen-Darm-Bereichs zusammengefaßt, die mit Verdauungsstörungen einhergehen, sofern es sich nicht um Leber-, Gallen- oder Bauchspeicheldrüsenerkrankungen handelt. Im Prinzip kommen die gleichen Faktoren in Frage, die auch Magenschmerzen auslösen: Überladung des Magens mit Rohkost oder zu schwerer und zu trockener Kost (Geräuchertes), wobei die Nahrung nicht verdaut werden kann. Bei leichteren Störungen kommt es zu häufigen weichen Stühlen, Blähungen, gastrokardialen Symptomen (Roemheld-Syndrom) mit Spannungen im Oberbauch und

Druck aufs Herz, wodurch entweder eine Gallenblasenkolik oder auch ein Herzinfarkt ausgelöst werden kann. Außerdem leiden die Patienten an Völlegefühl, Übelkeit mit Brechreiz. In der Regel befinden sich unverdaute Nahrungsbestandteile, Fäulnisgase und Fäulnisstoffe im Blut. Bei schweren Störungen kann es zu plötzlichen Durchfällen, Blähungen und kolikartigen Schmerzen im Mittelbauch kommen.

Verdauungsstörungen bringen nicht nur den gesamten Stoffwechsel durcheinander, sondern lösen im Prinzip auch viele chronische Krankheiten aus:

- Magen- und Darmschleimhaut-Entzündungen
- chronische Harnwegsinfektionen
- Hauterkrankungen, Ekzeme, Akne, Psoriasis
- Rheuma
- Migräne, Depressionen

So schreibt Hildegard in ihrem Lehrbuch:

»Wenn der Stoffwechsel *(humores)* durch Krankheiten oder krankmachende und ungesunde Ernährung durcheinander gebracht wird, treiben und drängen mitunter die Säfte selber die unverdauten Speisen und Getränke wieder heraus ... Wenn die schlechten Säfte überhand nehmen, bereiten sie im ganzen Menschen einen nebelhaften Rauch (faulende Darmgase, Blähungen). Diese verteilen sich in den Eingeweiden, im Magen und im ganzen Körper und lösen alle übrigen schweren Krankheiten *(pestes)* im Menschen aus.« (CC 151,25)

Dadurch kann eine Kettenreaktion von Leiden ausgelöst werden, wenn man nicht die Ursachen der Verdauungsstörung vermeidet und die schlechten Säfte zum Beispiel durch den Wasserlinsentrank beseitigt.

Magen- und Darmkrebs

»Solche Menschen, die entweder zu fett oder zu mager sind, besitzen oft einen Überfluß an schlechten Säften, weil sie die richtige Beschaffenheit und das mittlere Verhältnis der Säfte nicht in sich haben. So erheben sich dann zuweilen schlechte Säfte vom Herzen, der Leber, der Lunge, dem Magen und den Eingeweiden, gelangen zur Schwarzgalle, lassen diese verdampfen und im Menschen einen ganz schlimmen Schleim entstehen. Es ist etwa so, wie zuweilen bei einem stehenden, nicht fließenden Gewässer fauliger Schlamm das Ufer überwuchert und überschwemmt. Dieser Schleim gelangt nun entweder an den Magen oder zwischen die Eingeweide oder auch in irgendeine andere Stelle zwischen Haut und Fleisch, bleibt dort haften und quält den Menschen mit viel Bitternis und Säure *(acerbitas),* als bisse er und fräße er ihn auf. Er hat aber den Lebensgeist nicht, der nötig ist, den Menschen sterben zu lassen, sondern nur eine Art von bitterer Säure. Es zeigen sich in ihm sozusagen Knospen, und er liegt im Fleisch des Menschen wie die Made *(leus in carne)* im Speck. In einzelnen Fällen streckt er sich auch in die Länge, dann wieder zieht er sich kugelig zusammen, wie ein Eidotter ist, und liefert manchmal eine Art von Auswurf, der sich durch den ganzen Körper hin verbreitet und dem Menschen Schmerzen macht.« (CC 157,19)

Erst bei der Magen- und Darmpassage durch Blutungen (Magen- und Darmbluten) findet der eigentlich auslösende Krebssprung statt, bei dem bösartige, dünne »Läuse« (lateinisch: *pediculi* = kleine Verderber) entstehen, aus denen äußerst scharfe Krebsviren hervorgehen *(gracillimi vermiculi).*

»Wenn dieser Schaum einmal den Magen durchdringt, läßt er in diesem eine Art von Würmern hervorsprudeln, und ebenso verursacht er im Fleisch das Wachstum einer Art sehr bösartiger, dünnleibiger Läuse *(pediculi)*. Da, wo der Schleim im menschlichen Körper liegt, wachsen aus dem eben erwähnten Schaum zuweilen auch äußerst dünne Würmchen *(gracillimi vermiculi)*, welche Darmparasiten *(carni)* genannt werden, wie auch manchmal kleine Würmchen *(vermiculi)* in solchem Wasser aufkommen, das an einer Stelle steht und nicht fließt. Bleiben dann solche Würmchen im Menschen zurück und verlassen ihn nicht wieder, so schaden sie ihm sehr.« (CC 158,1–10)
Die Ursache der Vichtkrankheit oder Praecancerose (Vorkrebs) besteht nun in der Absonderung von schlechten Säften *(mali humores)* aus fünf Organen unter Beteiligung der Schwarzgalle *(melancholia* = Gallensäure), die zu einer Übersäuerung des Gewebes und damit zu einer Entzündungsbereitschaft von Magen und Darm führt. Der Lieblingslagerplatz dieses so entstandenen Faulschlammes ist das Bindegewebe, in dem sich kleine Knötchen wie Knospen (Zysten) bilden. Von diesen Herden im Bindegewebe gehen die kolikartigen oder rheumatoiden Schmerzen aus, die den ganzen Körper durchziehen. Sie müssen saniert werden. Diese Herde sind aber – wie Hildegard sagt – noch nicht lebendig, das heißt noch nicht von Viren befallen. Die Fäulnisstoffe müssen erst durch eine Magen-Darm-Passage in das Darmmilieu gelangen. Im Darm bilden sich nun aus diesem Faulschlamm Darmparasiten, »Würmer« *(vermes)*, die die Darmschleimhaut annagen und sich nicht nur vom Darminhalt, sondern auch vom Blut ernähren, das durch Mikro- oder Makroblutungen der Darmschleimhaut ständig zur Verfügung steht. Nun ist die Darmschleimhaut so

vorgeschädigt, daß sie von Viren besiedelt werden kann. Gelangen diese Viren bei der Wiederaufnahme aus dem Darm in den Blutstrom, kann die Krebskrankheit in den Zellen ausgelöst werden. Die Viren sind also der eigentliche Krebsauslöser. Sie veranlassen das genetische Material, Krebszellen zu bilden. Den Übergang von der Praecancerose in die Krebskrankheit nennt man Krebssprung.

Wasserlinsenelixier

Indikation: Säftereinigung, Bauchkrämpfe, Sodbrennen, Aufstoßen, Praecancerose, Abwehrschwäche, Magen- und Darmkrebs

»Wenn die Vichtkrankheit plagt, der nehme etwas Ingwer und ganz viel Zimt und pulvere das. Dann nehme er Salbei, weniger als Ingwer, und Fenchel, mehr als Salbei, und Rainfarn, mehr als Salbei, und zerreibe es im Mörser zu Saft und seihe durch ein Tuch ab. Dann koche er Honig nicht zu stark in Wein und füge ein wenig weißen Pfeffer bei ... Hernach nehme er Wasserlinsen und zweimal soviel Blutwurzkraut (Tormentill) und vom Ackersenf ebensoviel wie Tormentill, und von dem kleinen Labkraut weniger als Wasserlinsen, und zerreibe (das alles) im Mörser zu Saft, und gebe es in ein Filtertuch und gieße den vorbeschriebenen Honigwein darüber und fertige daraus ein klares Filtrat. Wer an der genannten Krankheit leidet, der trinke nüchtern soviel, wie man mit einem Atemzug trinken kann, und ähnlich, wenn er sich abends zu Bett legt. Mache das so oft, bis er geheilt ist.« (PL 1136 D; CC 209,4–22; 157,19ff.)

Das Wasserlinsenelixier beseitigt die kolikartigen Schmerzen, denn:

»Die Kolik entsteht nämlich aus falsch-warmen und kalten Säften *(injuste calidos et injuste frigidos humores)*. Dann wenn der Mensch das Wasserlinsenelixier nüchtern und beim Schlafengehen einnimmt, verhindert er, daß sich die schlechten Säfte, die im Essen vorhanden sind, im nüchternen Zustand oder nach dem Essen erheben.«

◆ *Rezept: Wasserlinsenelixier*

5 g Ingwerwurzel	14 g Blutwurzblätter
25 g Zimtrinde	20 g Ackersenf
2 g Salbeiblätter	14 g Labkraut
2 g Fenchelsamen	20 g Wasserlinsen
1 g Rainfarnkraut ohne Blüten	70 g abgeschäumter Honig
6 g weißer Pfeffer	1 l Weißwein

Anwendung: Täglich ein Likörglas (20 ml) vor dem Frühstück und ein Likörglas vor dem Schlafengehen. Also das Erste und das Letzte soll das Wasserlinsenelixier sein.

Salbei-Kräutermischung

Als weiteres empfiehlt Hildegard die Salbei-Kräutermischung zur Beseitigung von Kreuz-, Unterleibs-, Hüft- oder Beckenschmerzen bei Verdauungsstörungen:

»Verbreitet sich ein übler Rauch (Fäulnisgase) vom Magen aus in die Eingeweide des Menschen und verursacht dort Schmerzen, dann soll er Salbei nehmen, fünfmal soviel Zaunrübe wie Salbei, zehnmal soviel Weinraute wie Salbei und diese Kräuter mit Wasser in einem Topf bis zum Aufsieden kochen. Nachdem das Wasser abgeschüttet ist, lege er die gekochten, noch warmen Kräuter auf die Stellen, wo es weh tut, und befestige sie dort mit einer Binde wie eine Kompresse.« (CC 180,25)

Fenchel-Pulvermischung

Zur Förderung der Verdauung gibt es bei Hildegard eine Art Universalmittel, die Fenchel-Pulvermischung, die sowohl Krankheiten heilt als auch die Gesundheit erhält: »Der Mensch soll Fenchelsamen nehmen, halb soviel Galgant, (davon) halb soviel Diptam und (davon) halb soviel Habichtskraut. Das soll er mischen und pulvern und ganz fein absieben. Eine Stunde nach dem (Mittag-)Essen gebe er so eine Pulvermischung in warmen, aber nicht heißen Wein und trinke es. Dieses Pulver erhält einen Menschen, der gesund ist, bei Gesundheit, einen Kranken macht es widerstandsfähig. Es gibt auch eine gute Verdauung, gibt Kraft und eine feine und schöne Gesichtsfarbe. Nach dem Essen (in warmem Wein) eingenommen, nützt es jedem Menschen, mag er gesund sein oder krank.« (PL 1158 A)

◆ *Rezept: Fenchel-Pulvermischung*

16 g Fenchelsamenpulver
8 g Galgantwurzelpulver
4 g Diptamkrautpulver
2 g Habichtskrautpulver

Anwendung: Man gibt davon zwei bis drei Messerspitzen in ein Likörglas warmem Wein, zum Beispiel Petersilientrank, und trinkt dies eine Stunde nach dem Mittagessen.

Die Fenchel-Pulvermischung trägt zur Stoffwechsel- und Kreislaufverbeserung bei und hilft ganz besonders zur Rekonvaleszenz nach Krankheiten und Operationen. Auch bei häufigen Schweißausbrüchen, die immer ein Zeichen einer nicht stabilisierten Gesundheit sind, kann die Fenchel-Pulvermischung eingesetzt werden.

Purgiermittel für Magen und Darm

Hildegard warnt ausdrücklich davor, bei Verdauungsstörungen Abführmittel wie Glaubersalz oder Schwedenkräuter und Sennesblätter einzusetzen, wie es in der Volksmedizin üblich ist. Das kann zu schweren Herzschädigungen führen. Besonders häufig kommt es dabei zu Herzrhythmusstörungen als Folge von Mineralienverlusten. Hildegard beschreibt außerdem ausdrücklich, daß die Stoffe, die das Herz ernähren, erst am zehnten Tag vom Darm aufbereitet und zur Verfügung gestellt werden. Werden diese Stoffe durch Abführmittel vorzeitig entfernt, muß das Herz erkranken, wie heute häufig zu beobachten ist. Davon zu unterscheiden ist das kunstgerechte Purgieren. Allerdings: »Abführmittel *(potiones),* die den Magen reinigen, taugen für Leute nicht, die sehr krank und so heruntergekommen sind, daß sie davon wie gelähmt werden (Rheumatiker). Auch nützen sie solchen Menschen nicht viel, die einen leicht beweglichen Säftestoffwechsel in sich haben (Stoffwechselstörungen), wie wenn Flüsse bei Überschwemmungen ohne Beständigkeit hin und her fließen, weil sie durch Abführmittel mehr Schaden leiden, als daß sie ihnen zum Guten dienen würden, denn die so gearteten Säfte fließen nach ihrer Verdauung durch den Magen zwischen Haut und Fleisch wie auch in den Gefäßen beschleunigt hin und her und sind nicht gleichzeitig im Magen zu finden. Wird also ein Abführmittel in den Magen gebracht, so findet es dort gar keinen Saft zum Reinigen vor.« (CC 135,10)
Hildegard empfiehlt Ausleitungskekse, die sogenannten »Ingwer-Ausleitungskekse«. Sie bewirken, daß die schlechten Säfte den Organismus verlassen, gute Säfte aber zurückgehalten werden:

»Menschen, die von gichtiger Lähmung *(gutta paralysis)* zermürbt sind und durch die eben geschilderten Säfte geplagt werden, wenden mit Vorteil Pulver zur Keksherstellung aus edlen und guten Heilkräutern an, weil die guten und angenehmen Gerüche kostbarer Gewürze den schädlichen Rauch *(noxi humores),* der aus den oben erwähnten Säften hervorgeht und die schlechten Säfte *(mali humores)* aufstachelt, durch ihr mildes Wirken niederdrücken, bändigen und abschwächen.« (CC 135,22)

Ingwer-Ausleitungskekse

Indikation: verdorbener Magen, Völlegefühl, Verstopfung, Fastenausleitungskuren, chronischer Katarrh, Gallensteinleiden, Stoffwechselstörungen, Hypercholesterinämie

»Wenn ein Mensch ein (laxierendes) Purgiermittel machen und einnehmen will, der nehme Ingwer, den halben Teil davon Süßholz(pulver) und ein Drittel vom Ingwer Zitwer(pulver) und mache das zu einem (ganz feinen) Pulver und siebe es. Das ganze Pulver wiege ab. So viel wie das Pulver dann wiegt, nimm (Rohr-)Zucker im gleichen Gewicht. Ist auch das geschehen, dann wiege von dieser Mischung 30 Gramm ab. Hernach nimm reinstes (Dinkel-) Feinmehl im Gewicht einer halben Nußschale voll (ca. 3 g) und so viel vom Wolfsmilchsaft, als die eingetauchte (Gänsekiel-)Schreibfeder beim Eintauchen in das Tintenfaß aufnehmen kann (ca. 1 g). Sodann mache aus dem Kräuterpulver, dem Feinmehl und dem Wolfsmilchsaft eine oblatendünne Teigmasse und teile diese Tortenfläche in vier Teile und trockne sie an der Sonne im März oder im April, denn in diesen Monaten sind die Sonnenstrahlen so ausgeglichen, daß sie weder zu warm noch zu kalt sind und deswegen für Heilzwecke besonders zuträglich. Sollte man in diesen Monaten noch keinen Wolfsmilchsaft haben können, mache man diese Oblaten im Mai und trockne sie an der Maisonne und hebe sie für den Bedarf auf ... Wer dann diese Purgierung vornehmen will, der nehme (trinke) den vierten Teil der Masse nüchtern. Wenn seine Verdauung (Magen) so hartnäckig und fest ist, daß er von dem Purgiermittel noch keine Wirkung spürt, der soll noch einmal die Hälfte eines Drittels dieser Oblaten hernehmen und dieses halbe Drittel mit (einem Tropfen) Wolfsmilchsaft bestreichen und so vorbereitet an der Sonne nochmals trocknen und dann nüchtern einnehmen. Bevor aber jemand diese Purgiermittel einnimmt, soll er sich am (Ofen-)Feuer aufwärmen, falls er (noch) kalt ist, und dann erst zu sich nehmen. Nachdem er es genommen, soll er ein Weilchen im Bett ausruhen, ohne zu schlafen, dann aufstehen und etwas hin und her gehen, dabei aber darauf achten, daß ihn nicht friert.

Nach der Auflösung (des Stuhlganges) soll er Weizenbrot (Dinkelbrot) essen, und zwar nicht trockenes, sondern in ein (Frühstücks-)Getränk eingetauchtes, auch Junghühnchen und Schweinefleisch und andere weiche Fleischsorten soll er essen. Grobbrot (Roggen, Vollkorn) und Rindfleisch und Fische und andere grobe Speisen und Gebratenes (Geröstetes) soll er meiden mit Ausnahme von (getrockneten) Birnen. Auch vor Käse und rohem Gemüse und rohem Obst soll er sich hüten. Wein mag er trinken, aber mit Maßen, Wasser dagegen meiden. (Helles) Sonnenlicht und Feuerschein soll er fliehen und soll diese Ordnung während der (folgenden) Tage einhalten.« (CC 190,30ff.)

◆ *Rezept: Ingwer-Ausleitungskekse*

12 g Ingwerwurzelpulver
6 g Süßholzwurzelpulver
4 g Zitwerwurzelpulver
22 g (Rohr-)Zucker
3 g Dinkel-Feinmehl

Ein ganz klein wenig Wasser zur Herstellung des Teigs. Das Pulver zu Keksen verkneten und verbacken.

Anwendung: Täglich einen Keks nüchtern vor dem Aufstehen essen.

Die Ingwer-Ausleitungskekse sind in der Lage, Stoffwechselstörungen bei Rheumatikern und Gichtpatienten zu normalisieren, sogar einen erhöhten Cholesterinspiegel zu senken und erhöhte Serumtriglyceride, wie man sie bei übergewichtigen Patienten findet, auszugleichen. Zusammen mit der Hildegard-Diät ist die Kur mit Ingwer-Ausleitungskeksen eine der wichtigsten Methoden, um erhöhte Blutfettwerte zu normalisieren und ernährungsbedingte Zivilisationskrankheiten wie Rheuma (oder auch Herz-Kreislauf-Erkrankungen) zu verhüten. Die Ingwer-Ausleitungskekse beseitigen nicht nur Schlacken und Giftstoffe, sondern auch krebserregende Fäulnisstoffe aus Magen und Darm. Sie werden mit Recht als Universalheilmittel gepriesen, da sie auch die Gesundheit erhalten und die Krankheit verhüten können. Das gilt für Rheumatiker genauso wie für Menschen, die sich weder krank noch gesund fühlen.

Die Ingwer-Ausleitungskekse haben sich (anstelle der Roßkur mit Glaubersalz) beim Fasten gut bewährt. Hierbei werden nur die schlechten Säfte ausgeleitet, während die guten zurückbleiben. Man nimmt die Kekse morgens nüchtern im Bett und bleibt eine Zeitlang liegen, wobei man

darauf achten sollte, daß man sich nicht verkühlt (eventuell Ofen- oder Kaminfeuer).
Nach Hildegard ist das Einsatzgebiet dieser Kekse bei folgenden Erkrankungen angezeigt: Krankheiten des Magens und Darms (Dyspepsie, Obstipation), der Leber und Gallenblase (Gallensteine, Gallenblasenentzündung) sowie der Milz und bei Herzerkrankungen, Kopfschmerzen, Schlaganfallgefahr, Nierenerkrankungen, Hautkrankheiten (Ekzeme, Akne, Furunkulose), Stoffwechselstörungen (Fettsucht, Gicht, Diabetes), Entzündungen und Ablagerungen in den Augen und Ohrenerkrankungen. Auch die Kranken mit Magenschmerzen können die Ausleitungskekse nehmen, weil sie die Magenschmerzen lindern und vertreiben. Hildegard empfiehlt diesen Keks vorbeugend gegen Krankheiten, die besonders in den Sommermonaten auftreten (Sommerdiarrhoe, Schübe von Multipler Sklerose, auch Kinderlähmung).

Stuhlverstopfung (Obstipation)

Ein guter Stuhlgang ist die halbe Gesundheit. Wohlbefinden und gute Laune hängen davon ab. Daher haben wir in unseren »Küchengeheimnissen« ein ganzes Kapitel dem »Stuhlgang und guter Verdauung« gewidmet. Auch die alten Ärzte kannten schon den Satz: »Gut kuriert, wer gut purgiert.« Als Ursache werden von Hildegard wiederum das Überessen, Rohkost und das Durcheinanderessen genannt. Dadurch wird »den Verdauungsvorgängen der (notwendige) Saft entzogen, und so ist der Magen kalt (schlecht durchblutet) und verschleimt, und die Nahrung verhärtet sich im Magen und Darm, und der Mensch wird krank …«

»Wer am Magen/Darm leidet, weil er keine reche Verdauung hat, dem werden die Augen schwach.« *(Aphorismen* III,43).

Bei Hildegard gibt es keine Dauerabführmittel, denn daraus können Erkrankungen an Leber, Milz, Lunge und Herz entstehen.

Nach Hildegard werden bei spastischer (verkrampfter) Obstipation die oben beschriebenen Ingwer-Ausleitungskekse verwendet. Bei atonischer Obstipation werden, wie auch in der modernen Ernährungslehre, Ballast- und Faserstoffe eingesetzt: Dinkelkörner, Dinkelschrot, Dinkelgrütze, verstärkt unter Umständen mit Dinkelkleie. Besonders bewährt hat sich dabei der Kopfsalat, der mit kalten, gekochten Dinkelkörnern, Sonnenblumenöl, Weinessig und etwas Zucker angemacht wird.

Flohsamen

Indikation: Depressionen; Allergie, Fieber

»Wer Flohsamen in Wein kocht und so warm den Wein trinkt, dem tilgt er starke Fieber *(fortes febres).*

Und die gedrückte Stimmung *(mens)* eines Menschen macht er froh durch seine süße Gemischtheit *(temperamentum)* und hilft dem Gehirn zur Gesundheit und stärkt es sowohl durch seine Kühlwirkung *(frigus)* als auch durch seine Ausgeglichenheit *(temperamentum).*

Aber auch wer die Fieber *(febres)* im Magen/Darm hat, koche Psyllium in Wein, seihe den Wein ab und gebe den Flohsamen in ein Tüchlein und binde es so warm über seinen Magen (Darm), und es wird die Fieber von seinem Magen/Darm verjagen.« (PL 1140 B)

Füllreize zur guten Darmpassage können durch Flohsamen (die Samen von südländischen Wegericharten, die bis zum

Vierzigfachen ihres Volumens im Darm aufquellen) verstärkt werden. Leinsamen wird bei Hildegard für die innerliche Anwendung nicht empfohlen. Seine Schleimanteile verhindern die Aufnahme (Resorption) von Vitaminen und Calcium.
Allergische, mit starken Hautausschlägen verbundene Fiebererkrankungen (Scharlach, Masern, Röteln) und Allergien behandelt man mit Flohsamenwein, wobei man drei Eßlöffel Flohsamen in einem Liter Wein kräftig aufkocht, absiebt und davon dreimal täglich ein Likörglas vor dem Essen trinkt. Man kann aus diesem Flohwein auch Umschläge machen, um schlecht heilende Wunden, besonders Ekzeme, zu behandeln.

Während des Essens soll immer ausreichend getrunken werden:
»Wenn der Mensch zu den Speisen, also zwischendurch beim Essen, nichts tränke, würde er schwerfällig an Geist und Körper und dadurch würde sich kein guter Blutstoff ergeben und auch keine gute Verdauung.« (CC 113,28ff.)
Bei der chronischen Verstopfung kann man verdauungsfördernde Zutaten einsetzen: Das einfachste Mittel für Gesundheit und Verdauung sind Fencheltabletten, die täglich auf nüchternen Magen genommen werden sollten.
Bertram sorgt für die gute Resorption (Aufnahme) der Nahrungsmittelbestandteile vom Blut (siehe unter Kräuter und Gewürze):
»... denn er läßt nichts unverdaut aus dem Körper wieder raus.«

Therapieplan für chronische Obstipation, Mißbrauch von Abführmitteln, Hämorrhoiden, Divertikulose

Dinkelkur – Basisdiät

morgens: Dinkelhabermus, Dinkelkaffee
mittags: Dinkelreis, Dinkelkernotto, Dinkelnudeln, Dinkelspätzle, Dinkelgrießsuppe mit Gemüse, Kopfsalat mit Dinkelkörnern
abends: Dinkelbrot

- Flohsamen
- keine Rohkost, nicht zuviel durcheinander essen
- ausreichende Trinkmengen zum Essen
- Dinkel-Entlastungstage

◆ *Rezept: Dinkelkleiebrötchen*

75 g Dinkelkleie
75 g Dinkelschrot
50 g brauner Rohrzucker oder Substitut bei Diabetikern
1 EL Weinsteinbackpulver
300 ml fettarme Milch
$^1/_2$ TL Salz
3 Eier oder Eiweiß
1 EL Sonnenblumenöl
nach Belieben Rosinen, gehackte Mandeln

Teig verkneten und im vorgeheizten Ofen bei 225 °C in Backformen oder Muffin-Backblechen 20 Minuten durchbacken. Diese Brötchen senken sowohl den Cholesterin- als auch den Blutzuckerspiegel, wobei bei Diabetes kein Rohrzucker und bei hohen Cholesterinwerten kein Eigelb verwendet werden sollte.

➾ »... übrigens: Der Flohsamen wirkt wahre Wunder an Leib und Seele bei Verstopfung, und dabei esse ich ihn nur zwei- bis dreimal täglich, zwei bis drei Teelöffel zum Butterbrot, mit einem Stück Apfel oder einem kleinen süßen Nachtisch. Ich möchte ihn nicht mehr missen.«

➾ »Jahrzehntelang mußte ich immer für meine Verdauung sorgen. Ich ging nie abends ins Bett ohne Abführtee oder -tabletten. Vor einem Jahr habe ich meine Ernährung ganz auf Dinkel umgestellt und habe seitdem keine Probleme mehr.«

➾ »Ich leide seit Jahren an Darmträgheit und an einer Allergie (hereditäres Angioödem). Ich esse seit Mai 1983 regelmäßig statt des normalen Brotes das Dinkelbrot. Etwa seit Juli 1983 hat sich dadurch mein Stuhlgang normalisiert, und ich kann auf die entsprechenden Medikamente verzichten. Beim Weglassen des Dinkelbrotes habe ich sofort wieder meine Beschwerden (keinen Stuhlgang). Auch mein psychischer Zustand hat sich durch die Einnahme des Dinkelbrotes wesentlich verbessert.«

Durchfall (Diarrhöe)

Der Durchfall kann viele Ursachen haben:

- nervöser Durchfall durch Angst (zum Beispiel Examensangst).
- Magenkatarrh (verdorbener Magen) mit Brechdurchfall (akute Gastroenteritis), wo alles unten und oben wieder herauskommt. Fäulnisvorgänge machen den Stuhl dünnbreiig, dunkelbraun, faulig riechend, oder Gärung führt zu hellgelben, breiigen Stühlen.

- Darmentzündungen mit fieberhaftem Verlauf (wie z. B. Ruhr) führen zu blutigem »Patzerlstuhl« oder reiswasserartigen Durchfällen (Cholera); Erbsenpüree-Stühle entstehen bei Typhuskrankheiten, Sommerdiarrhöe durch Salmonellen oder Nahrungsmittelvergiftungen, auch bei allergischer Überempfindlichkeit (Küchengifte).
- Entzündungen von Darm, Bauchspeicheldrüse, Blinddarm usw. können ebenfalls zu Durchfällen führen (Colitis ulcerosa, Schleimschiß, Fettstühle, Bauchspeicheldrüsenentzündung, Gallenblasenentzündung).
- Hinter Blut- und Schleimbeimengungen kann auch ein Mastdarmkrebs stecken.

Auf jeden Fall ist Durchfall zunächst kein Unglück, sondern eine Art Entgiftung des Darmes.
Wenn die Säfte aus körperlicher Schwäche und ungesunden Nahrungsmitteln in Bewegung gebracht werden, so daß sich die Wärme mit der Kälte verbindet und Kälte mit Wärme, Feuchtigkeit mit Trockenheit und Trockenheit mit Feuchtigkeit, dann treiben und drängen mitunter die Säfte selbst die unverdauten Speisen und Getränke wieder heraus. Es ist gut für die Gesundheit, wenn derartige ungesunde Speisen herausgetrieben werden. Sind aber die Speisen gut, dann schadet es der Gesundheit, weil dann die Gefäße des Menschen auch von dem guten Saft solcher Speisen entleert werden.
»Wenn die schlechten Säfte *(mali humores)* überhandnehmen, bereiten sie im Menschen einen nebelartigen Rauch *(nebulosum funum),* der weder warm noch kalt ist. Dieser verteilt sich in den Eingeweiden um den Magen und im ganzen Organismus und setzt alle übrigen Krankheiten *(pestes),* die im Menschen stecken, in Bewegung. Er gestattet

auch nicht, daß die aufgenommenen Speisen weder durch den richtigen und natürlichen Weg eintreten noch austreten, sondern diese wellenschlagend und stürmisch wie Pfützen und Gossen ihn wieder verlassen (Durchfall).« (CC 151,25)

Bei schwerem Durchfall sollte ein Arzt konsultiert werden. Aber gegen jeden Durchfall (bei Krebs ausgenommen) gibt es eine Standardbehandlung nach Dr. Hertzka:

- 1–2 Fastentage bei Fenchelschwarztee
- Dünne Dinkelmehlsuppe, etwas gesalzen, weil die mehligen Anteile stopfen
- Das Durchfallei (als Fertigpräparat)

Durchfallei (Mutterkümmel-Pfeffer-Eigelb)

Indikation: Durchfall, Dysenterie, Blutstuhl, Ruhr (Typhus), Colitis, Morbus Crohn

»Wenn jemand an Dysenterie leidet, dann nehme er zwei Eigelb – das Weiße wegwerfen – und schlage sie in einer Tasse schaumig. Ist das geschehen, gib Mutterkümmel und ein wenig zerriebenen Pfeffer dazu, und gebe es wieder in die Eischalen (Hälften) zurück und röste es am Feuer. Nachdem er vorher ein wenig (Weißbrot, Zwieback) gegessen hat, gib es dem Leidenden zu essen …« (PL 1295 C; CC 200,18–28)

»Was der Kranke sonst noch ißt, soll warm und weich sein wie Hühnchen und Fisch. Aber keinen Hering oder Salm! Rindfleisch, Käse, grobes und rohes Gemüse, Porree und Roggenbrot oder Gerstenbrot sowie alles Geröstete/Gebratene soll er meiden, ausgenommen (trockene) Birnen … Wasser soll er nicht trinken, sondern Wein …« (CC 200,33ff.; Basel, Cap. 6–14)

◆ *Rezept: Durchfallei (Mutterkümmel-Pfeffer-Eigelb)*

Mutterkümmel-Pulvermischung aus:

8,5 g Mutterkümmelpulver

1,5 g weißer Pfeffer

Zuerst ein kleines Stück altes Weißbrot (Dinkelbrot) essen, danach einen Eßlöffel mürbe gebackenes Durchfallei ohne Salz. In schweren Fällen auch zwei- oder dreimal pro Tag. Bei gewöhnlichem Durchfall genügt eine einzige Einnahme, bei Sommerdiarrhöe soll die Einnahme drei bis vier Tage dauern. Am längsten braucht man das Durchfallei bei einer oft jahrelang bestehenden schweren Dickdarmentzündung (Colitis ulcerosa), wo es täglich je nach seelischer Belastung zu sechs bis zehn und mehr Stuhlgängen kommen kann. Dann muß man das Durchfallei wochen- und monatelange geduldig täglich ein- bis zweimal dem Kranken reichen, natürlich immer auch eine Dinkelmehlsuppe. Besonders bewährt hat es sich bei der Reisediarrhöe in tropischen Ländern und sollte daher in keiner Reiseapotheke fehlen. Das Durchfallei gibt es heute als Fertigpräparat. Es muß nicht mehr kompliziert nach Lehrbuch (CC 200,18) hergestellt werden.

Nachkur

Absolut verboten sind für die ganze Behandlungsdauer:

- Milch und sämtliche Milchprodukte wie Käse, Quark, Sahne (Butter in beschränkter Menge zu einem späteren Zeitpunkt erlaubt)
- Schwarzbrot, Gersten- und Mehrfruchtbrote, Grob-(Schrot-)Brote, frisches Hefegebäck
- Wasser, Mineralwasser
- alles Kalte
- alles Geröstete und Gebratene, Pikantes (Senf, Paprika)

- Rohkost, Salate, rohes Obst
- grobes Gemüse, Kohl, Küchengifte (Erdbeeren, Pfirsiche, Pflaumen, Lauch), Gurken; Kartoffelbrei
- Rindfleisch, Konserven, Wurstwaren
- Zucker, Zuckerwaren, Marmeladen (Konfitüren)

Erlaubt sind ab dem dritten Tag der Erkrankung oder überhaupt bei Neigung zu dünnen Stuhlgängen: Dinkelweißbrot, altes Hefegebäck, Zwieback, Dinkelgrieß, Dinkelmehl und das daraus Zubereitete (z. B. Spätzle, Klöße, Nudeln); (gewärmter) Wein (Rotwein manchmal noch besser), Huhn und Hühnerbrühe, später gekochtes Apfelkompott (nicht Apfelmus), nicht ganz frischer Apfelkuchen (schwachsüß), gedünstetes Kalbfleisch und Leber, gekochte Himbeeren, Kirschen, Brombeeren.

Dickdarm- und Dünndarmentzündung sowie spastischer Darm

Colitis ulcerosa (Dickdarmentzündung) und Morbus Crohn (Dünndarmentzündung) erfordern viel Geduld bei Patient und Therapeut. Nach der oben beschriebenen Hildegard-Therapie sind aber bei Hunderten von sogenannten unheilbaren Fällen echte Heilungen eingetreten. Man muß wochen- und monatelang das Durchfallei ein- oder zweimal täglich einsetzen, immer vorher etwas Dinkelweißbrot essen und eine strenge Dinkeldiät einhalten.
Bei der Dünndarmentzündung kann man zusätzlich zu Dinkeldiät und Durchfallei Hirschleber (zum Beispiel Hirschleber-Dinkelknödel) essen und wöchentlich einmal Pappelbäder nehmen: circa ein Kilogramm Pappelblätter, -zweige

und -rinde vorher mit Wasser kräftig auskochen und ein Vollbad bei 38 °C für circa 20 Minuten einmal wöchentlich nehmen.

Eine endgültige Ausheilung ist oft nur mit Hilfe einer gründlichen Psychotherapie möglich, weil die Magen-Darm-Leiden fast immer eine seelische Ursache haben.

Therapieplan für chronische Durchfallerkrankungen, Colitis ulcerosa, Morbus Crohn, Lebensmittelallergie

Dinkelkur – Basisdiät

morgens: Dinkelmehlsuppen mit Quendel, Fencheltee
mittags: Dinkelgrießklöße, Dinkelnudeln, Dinkelspätzle, Dinkelsuppe mit Gemüse
abends: Dinkelweißbrot mit vegetarischem Brotaufstrich

- Ersatz aller Weizenprodukte durch Dinkelprodukte
- Dinkelmehlsuppe mit Quendel
- Medizinisch präpariertes Durchfallei auf Dinkelweißbrot
- Vermeidung von: Milch und Milchprodukten, Fett und Fleisch, Wurst außer Hühnchen; keine Rohkost, kein Mineralwasser, kein Fabrikzucker
- Behutsames Reduzieren von Cortison und anderen darmschädigenden chemischen Arzneimitteln und Antibiotika
- Ausschluß von Umweltchemikalien, besonders Sanierung von Amalgamplomben
- Dinkel-Entlastungstage
- Hildegardischer Aderlaß

Bei diesen Darmerkrankungen treten bei einem spastischen Darm (Colon irritabile) starke Krämpfe und Bauchschmerzen auf mit Durchfall oder Verstopfung, während sich bei der Dickdarm- und Dünndarmentzündung (Colitis oder Morbus Crohn) noch zusätzlich sowohl die Dünndarm- als auch Dickdarmschleimhaut entzünden können. Bei der Colitis kann die Schleimhaut zusätzlich vereitern und Geschwüre bilden, während sich beim Morbus Crohn sogar die tieferen Darmschichten entzünden und nach einiger Zeit sogar den Darm chronisch verengen, vereitern und Abszesse bilden können.

Die Beschwerden bei der Colitis und beim Morbus Crohn sind ähnlich:

- Bauchschmerzen und -krämpfe
- mehrere Durchfälle täglich oder Verstopfung
- lebensbedrohendes Darmbluten
- Fieber
- Gewichtsverlust, Wachstumsstillstand, Appetitlosigkeit

Schulmedizinisch sind Colitis ulcerosa und Morbus Crohn unheilbar, weil die auslösenden seelischen Ursachen nicht mitbehandelt werden und die Heilkräfte in den Lebensmitteln keine Berücksichtigung finden. Dafür werden chemische Arzneimittel eingesetzt, die im Fall von entzündungshemmendem Cortison die Darmflora und das Immunsystem noch mehr schädigen, oder Sulfonamide, die sowohl die Darmflora schädigen als auch vom Körper wie Gift empfunden werden und zu Übelkeit und Erbrechen und noch mehr Durchfall führen können. Letzter vergeblicher Ausweg ist die chirurgische Entfernung des ganzen Dickdarms oder von Teilen des Dünndarms mit der Möglichkeit des Rückfalls. Schließlich können chronische Darmentzündungen krebsartig entarten.

Diese deprimierende Situation hat zahlreiche Patienten

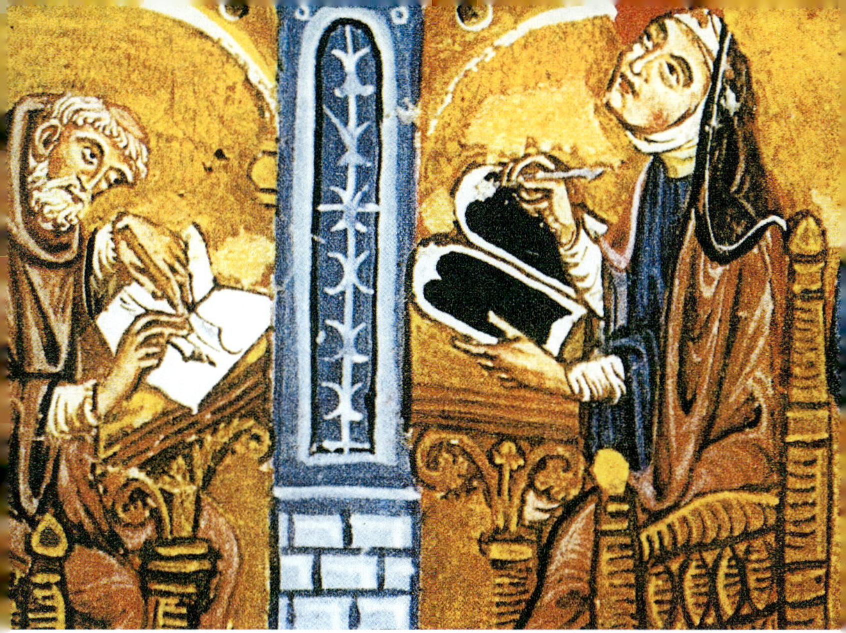

∧ Hildegard von Bingen und Prior Volmar, mit dem sie 35 Jahre zusammenarbeitete
∨ Die Jaspisscheibe hilft bei Herzrasen und gegen Herzrhythmusstörungen

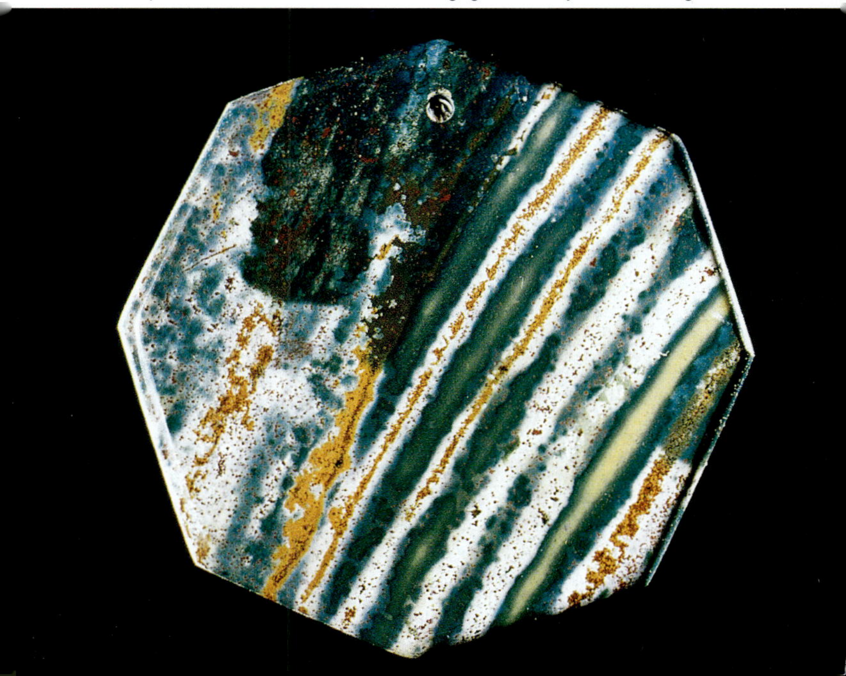

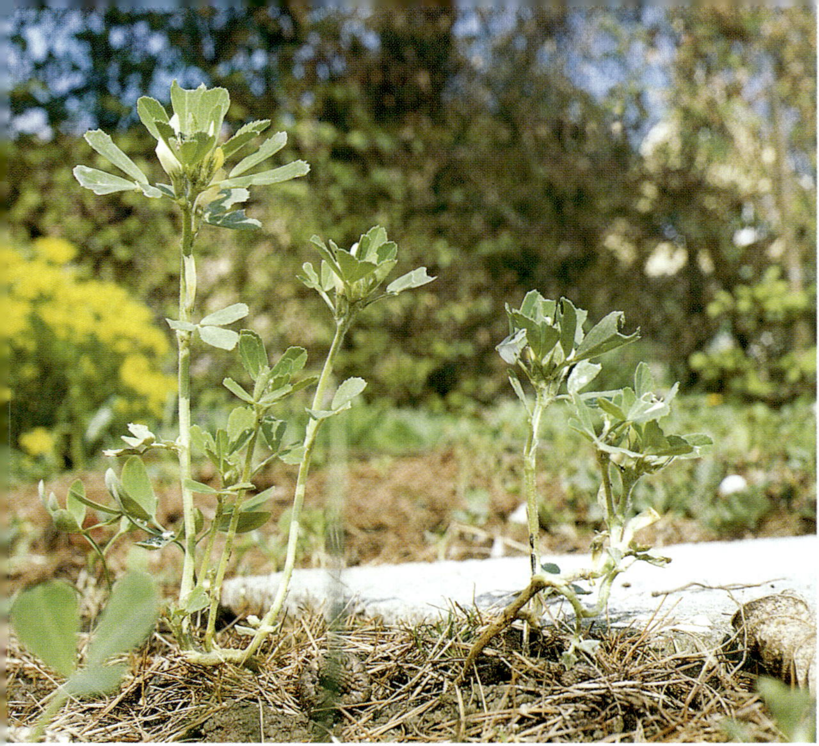

∧ Griechenklee mit seiner hormonähnlichen Wirkung hilft bei Schwäche und Erschöpfung

∨ Galgantwurzeln – bestes Hildegard-Mittel – gegen Herzschmerz und Herzschwäche

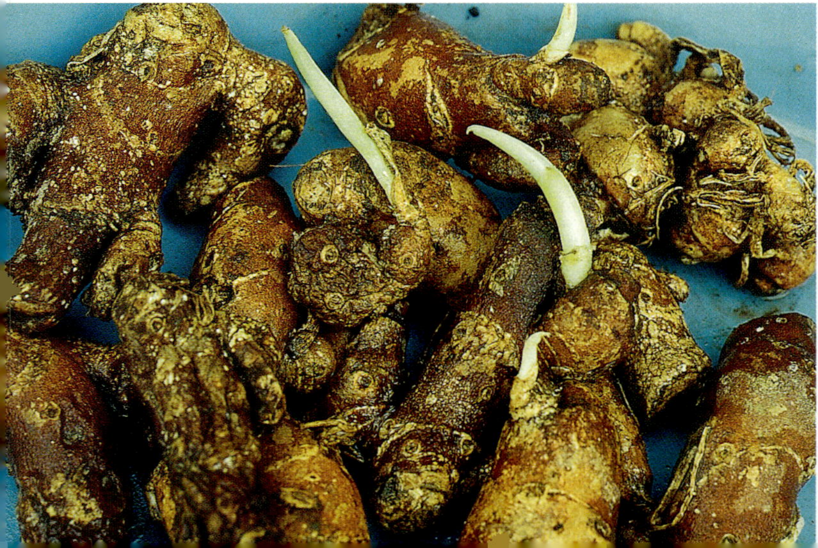

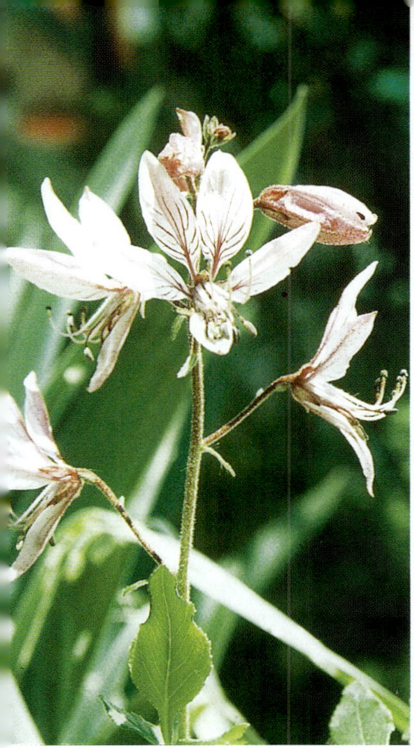

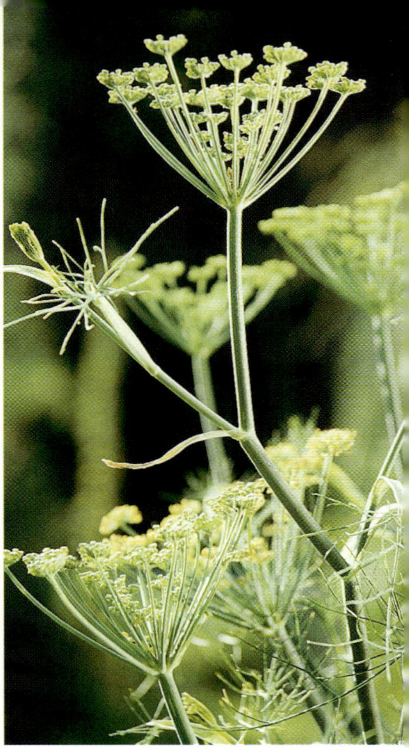

∧ Diptam gegen Arteriosklerose

∧ Fenchel, die »Vitaminbombe«

∨ Wertvoller Dinkel

Der neunchörige Engelschor, Energiezentrum des Himmels >

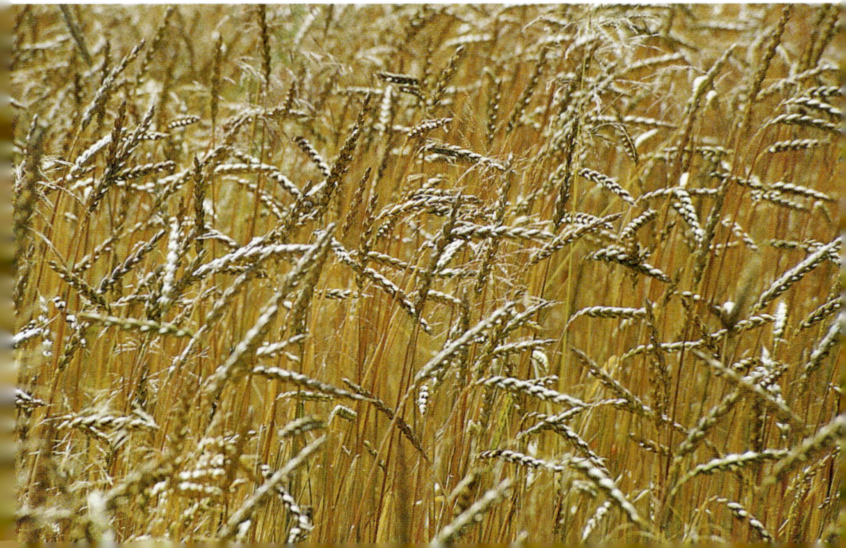

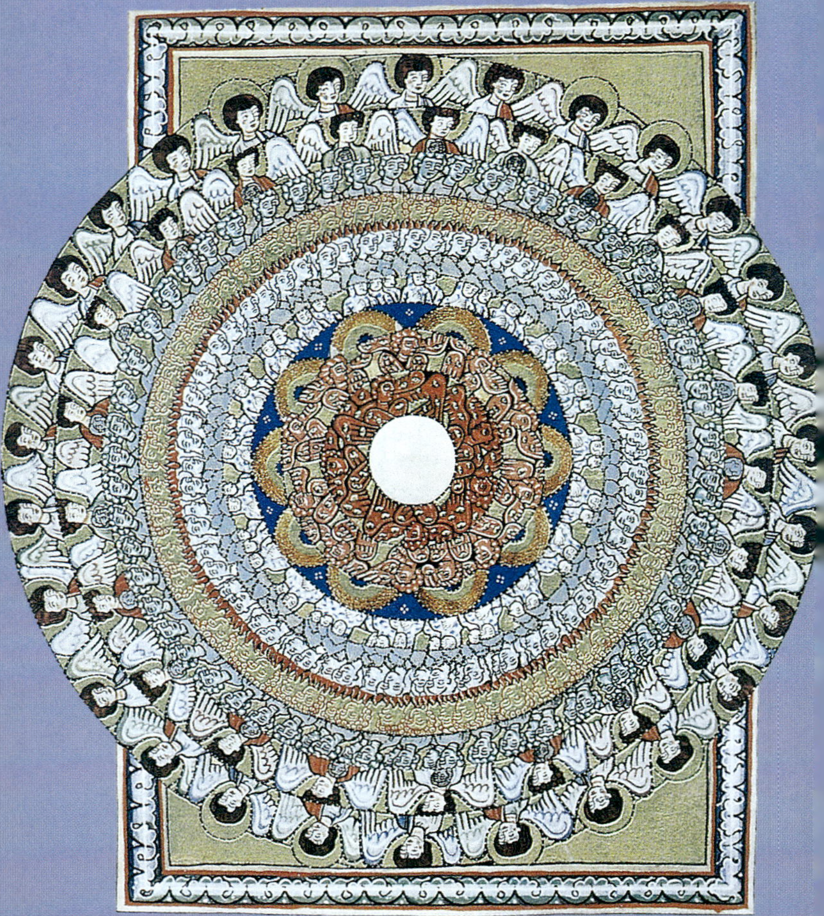

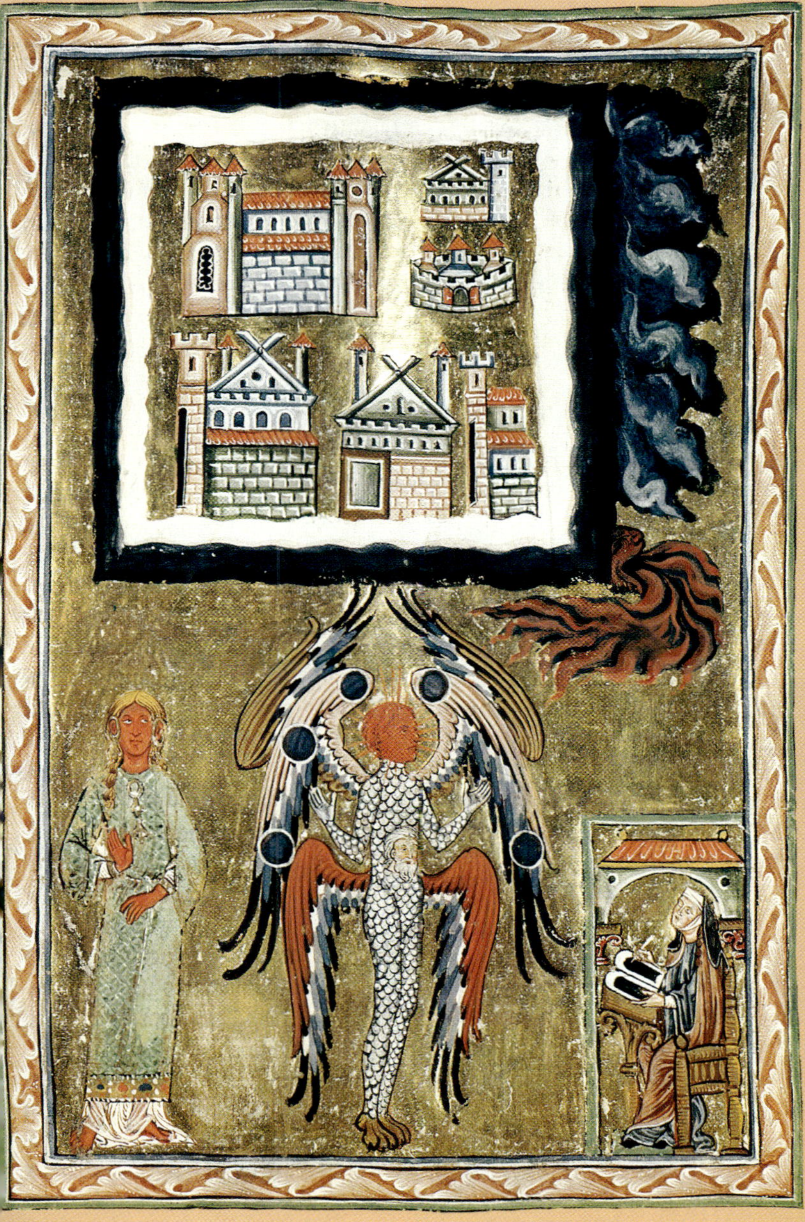

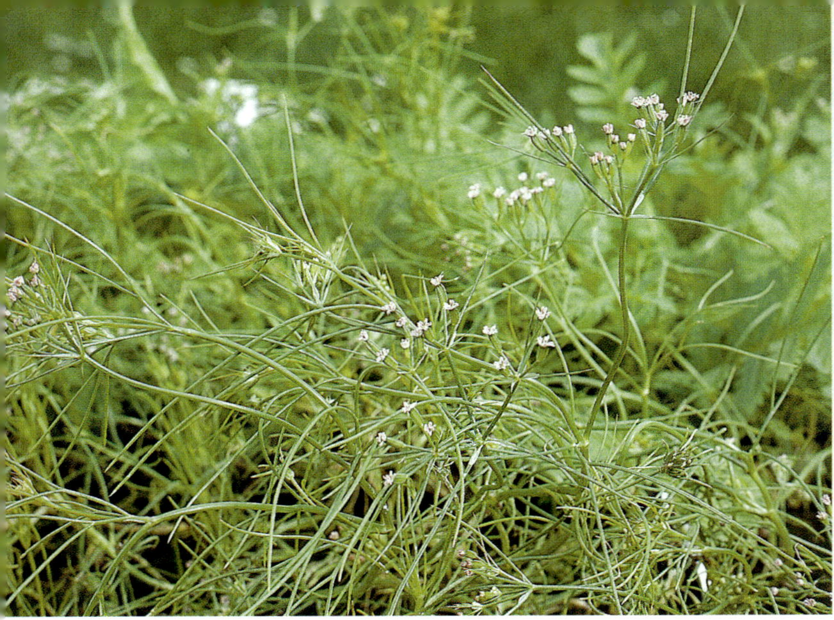

∧ Mutterkümmel hilft bei Allergien und Eiweißunverträglichkeit
< Neunte Vision aus dem Buch »Welt und Mensch«: Die Vollendung des Kosmos
∨ Helles Dinkelbrot bei Durchfall, dunkles Dinkelbrot gegen Verstopfung

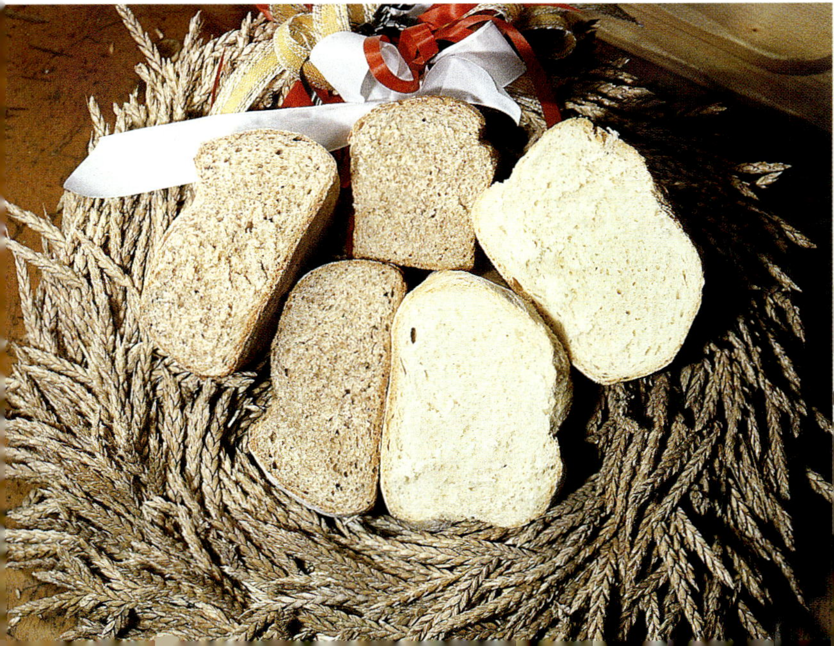

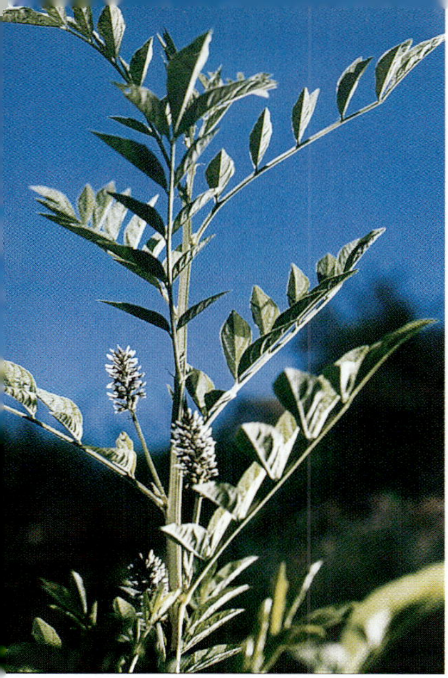

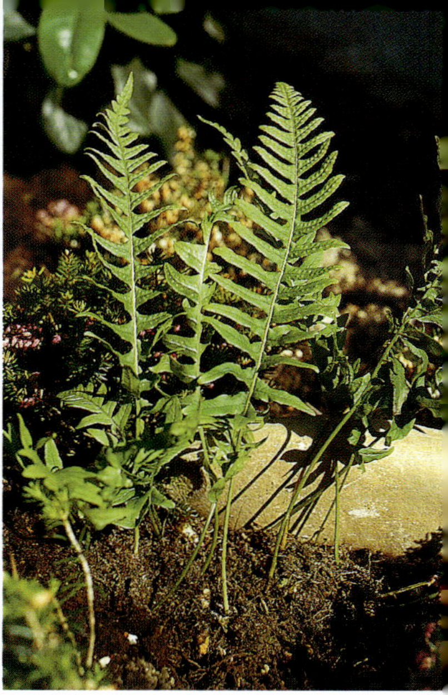

∧ Süßholz, das »pflanzliche Cortison«

∧ Engelsüß heilt Magengeschwüre

Siebte Vision aus »Welt und Mensch«: Die Stadt Gottes als Heimat für den Menschen >

∨ Flohsamen besitzt wertvolle Fasterstoffe

∨ Fenchel reinigt Magen und Darm

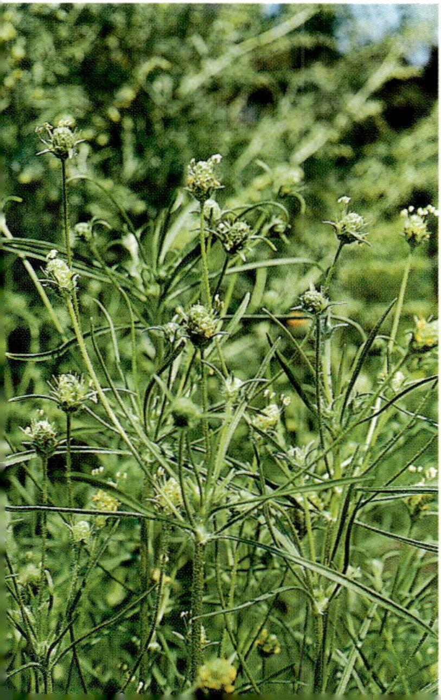

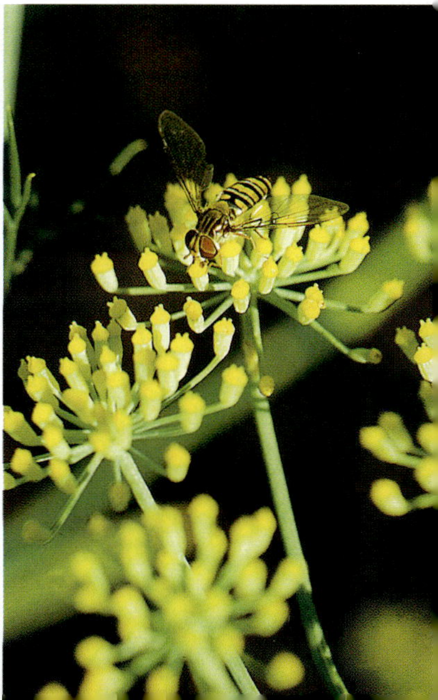

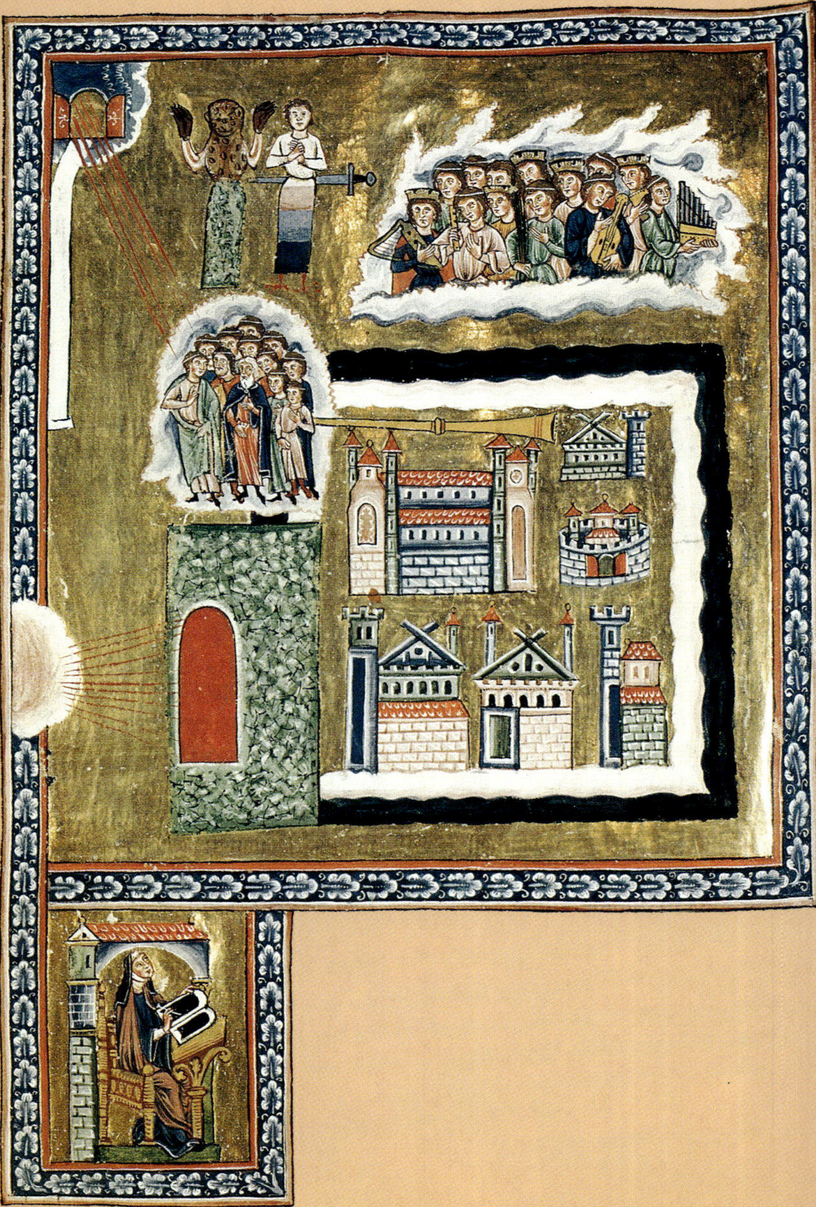

nach jahrelangen Qualen zur Hildegard-Heilkunde geführt, wo sie in vielen Fällen Linderung oder sogar Heilung gefunden haben. Dabei hat sich folgendes Therapieschema bewährt:

- Konsequente Umstellung der Ernährung auf die oben beschriebene Durchfalldiät mit Dinkelgetreide
- Einsatz des medizinisch präparierten Durchfalleis
- Ausheilung der Schleimhautentzündung mit den Hildegard-Heilmitteln Wasserlinsentrank, Sanikeltrank
- Darmsanierung
- Anregung der körpereigenen Abwehrkräfte durch den hildegardischen Aderlaß
- Hildegardische Psychotherapie

Fallbeispiele und Patientenberichte

➾ Der 74jährige Patient war nach einer Operation im Krankenhaus an einer Infektion erkrankt, gegen die er neun Monate lang massiv mit Antibiotika behandelt wurde. Resultat: zerstörte Darmflora und Erkrankung an Colitis ulcerosa. Initial-Therapie: Täglich abends Dinkelmehlsuppe und Durchfallei (Hildegard) und gegen das Jucken eines Ekzems Speisemohn. Bereits nach vier Tagen telefonische Mitteilung, daß die Blähungen verschwunden seien und die Zahl der Stuhlgänge geringer geworden sei. Nach acht Tagen bei anhaltender Besserung erste Gemüsezulagen.

Im weiteren Verlauf kam es zu einem leichten Rückfall nach Haselnußtorte, die ohne Erlaubnis von dem recht eigenwilligen Patienten gegessen worden war. Nach einem Monat – bei fortwährender Dinkeldiät, aber allmählich sich lockernden sonstigen Diätvorschriften (Milchprodukte) – nur noch ein Stuhlgang täglich bei zunehmender Konsistenz. Nach sechs Wochen konnte die zur Kur gehörige

Einnahme von Durchfallei von täglich zweimal auf jeden zweiten Tag reduziert werden. Es trat kein Rückfall ein, und es konnten bereits gekochte Äpfel vertragen werden. Der Patient fühlte sich wohl und praktisch gesund, so daß er nach zwei Monaten Dinkelkur wieder in die Ferien reisen konnte, wobei er allerdings die Möglichkeit hat, die Dinkelkur dort fortzuführen.

Der in ähnlichen Fällen prompt einsetzende Heileffekt – einmal etwas rascher, einmal etwas später (manchmal erst nach einigen Monaten) – ist vor allem auf das sogenannte Durchfallei, auf Diät und speziell auf Dinkeldiät zurückzuführen. Obwohl nicht durch »Doppelblindversuch« (in der freien Praxis und bei der individuell sehr verschiedenen Ausgangslage der einzelnen Colitis-Fälle auch kaum zu verwirklichen) abgesichert, so weiß ich aus Erfahrung, daß ohne Ersatz von Weizenprodukten durch Dinkelprodukte eine so rasche Reduktion der vorher zahlreichen Stuhlgänge nicht zu erzielen ist. Ein ähnlicher Effekt tritt auch bei anderen Durchfallerkrankungen ein.

➾ Auch die Mutter des 17jährigen Patienten leidet seit mehr als 20 Jahren an einer schweren Dickdarmentzündung (Colitis ulcerosa). Bis zum zehnten Lebensjahr war der Patient völlig gesund, dann heftige Bauchschmerzen, Durchfall mit Blut im Stuhl. Langer Krankenhausaufenthalt mit hohen Dosen Cortison und Tagamed (H_2-Säureblocker), die nicht vertragen wurden (Juckreiz, Hautausschlag, Lidschwellungen, Brechreiz und Übelkeit). Mit 15 Jahren erneuter Klinikaufenthalt wegen verstärkter Colitis mit häufigen blutigen Durchfällen und Fieber. Mit Cortison und ohne Diätempfehlungen entlassen. Nach drei Monaten erneuter Klinikaufenthalt wegen Krampfanfall mit Bewußtlosigkeit und Verdacht auf Kokkenmeningitis oder Sepsis.

Nach hochdosierter Antibiotikatherapie komatöser Zustand mit Ateminsuffizienz und Hirnödem. Erneut hohe Cortisongaben. Im Anschluß an die Intensivmaßnahme und die massive medikamentöse Therapie war es durch Resistenzschwäche zu einer Meningoenzephalitis (spezielle Hirnhautentzündung) gekommen. Nach Entlassung aus dem Krankenhaus erneute Einweisung nach einem Jahr wegen Verschlechterung der Colitis mit acht blutigen Stühlen pro Tag. Erbrechen und Übelkeit nach hohen Cortisongaben (50 mg/Tag). Anschließend im Juni 1986 Behandlung nach dem oben angegebenen Therapieschema mit Dinkel, Durchfallei und langsamer Reduktion der Cortisongaben auf zunächst 5 mg/Tag. Im September Anruf: der Patient sei beschwerdefrei mit normalem Stuhlgang. Eine weitere Behandlung mit Dinkelkost wurde empfohlen. Seitdem keine Beschwerden mehr.

➾ Nach Umstellung auf Rohkost täglicher Durchfall. Ein junger Patient berichtet: »Ich machte mir keine weiteren Gedanken, weil diese Reaktion von den Rohkostanhängern als normal propagiert wird. Da sich der Heuschnupfen auch noch besserte, dachte ich, den richtigen Weg eingeschlagen zu haben. Mehrere Naturärzte bestätigten mir, daß von der Rohkost keine Gefahren ausgehen könnten. Nach einem Jahr wurde eine Darmspiegelung vorgenommen, die erbrachte, daß der Dickdarm chronisch entzündet war. Meine bei allen konsultierten Ärzten vorgebrachten Bedenken gegen Rohkost wurden von keinem dieser Darmspezialisten ernstgenommen. Nach weiteren drei Jahren verstärkte sich die Colitis, obwohl ich meine Ernährung inzwischen auf Normalkost umgestellt hatte. Eine erneute Darmspiegelung bestätigte, was mir der Körper ohnehin angezeigt hatte – daß ich an Colitis ulcerosa litt, die nun mit

Cortison und Salofalk ohne Heilerfolge behandelt wurde. Durch Zufall geriet ich an das Buch *Ernährungstherapie der heiligen Hildegard*, wodurch ich auf die Dinkelernährung aufmerksam gemacht wurde. Nach vier Behandlungs- und Besprechungsterminen ist die Colitis ulcerosa seit einem halben Jahr verschwunden.«

- »Ich bin Medizinstudent, 22 Jahre alt und leide schon seit vier Jahren an Colitis ulcerosa. In schlimmen Situationen hatte ich blutige Durchfälle und habe bis zu zehn Kilogramm abgenommen. Ich war sehr schwach, und mir wurde schwarz vor Augen. Ich habe alles ausprobiert, was heute angeboten wird: starke Medikamente (Cortison und Aminosalicylsäure), Homöopathie, Rohkost und Qi Gong ... Zufällig habe ich vor fünf Monaten die Ernährungstherapie der hl. Hildegard kennengelernt und habe meine Ernährung auf Dinkel umgestellt. Schon bald habe ich gute Erfolge erzielt. Ich habe fünf Kilogramm zugenommen und keinen Durchfall mehr. Ich fühle mich in bestem Gesundheitszustand und kann meinem Medizinstudium ohne Sorgen nachgehen.«

- Bei der heute 33jährigen Patientin und Mutter eines Kindes trat 1982 kurz vor der bevorstehenden Führerschein- und Gesellenprüfung die Morbus-Crohn-Krankheit mit den typischen Beschwerden auf. Blut im Stuhl, Durchfall zehnmal am Tag und künstliche Ernährung für zehn Wochen. Die Krankheit trat schubweise zweimal pro Jahr auf. Während der Schübe bekam sie Cortison 10 bis 60 mg pro Tag, Salofalk 2 bis 3 Tabletten täglich und einschlägige Schmerzmittel. Nach zehn Jahren mit dieser »Therapie« trat 1992 eine eitrige Darmfistel auf, die operiert werden sollte. Durch eine zweiwöchige Phytotherapiebehandlung mit Birkwurz und Brachwurz sonderte sich kein Eiter mehr ab, und die Operation mußte nicht durchgeführt werden. Da sie zu diesem Zeitpunkt den Dinkel noch nicht kannte, traten erneut Eiterungen auf. Im März 1992 stellte sie ihre Ernährung auf Dinkel um – mit täglichen Dinkelmehlsuppen und Sanikeltrank. Nach drei Monaten normalisierte sich der Stuhlgang. Seitdem keine Durchfälle und Eiterungen mehr. Sogar Dinkelbier kann sie vertragen, während sie bei normalem Bier Durchfall bekommt. Durch ihre Erfahrungen mit dem Dinkel angeregt, testen zur Zeit drei Patienten der Morbus-Crohn-Gruppe mit Erfolg die Dinkelkost.

➾ Die 62jährige Mutter von zwei Töchtern hat als fünftes Kind eine schwere Kindheit im Heim verbracht und ihre Eltern nie gekannt. Nach einem Herzinfarkt mit Stammhirnblockade trat eine schwere Colitis mit 10 bis 15 Blut- und Schleimstühlen auf. Chemische Arzneimittel wie ASS, Dusodril, Aluminiumphosphat, Sulfasalazidin und Cortison haben schwere Schäden hinterlassen und das Leiden noch verstärkt. Durch die konsequente Umstellung auf Dinkelkost mit der täglichen Einnahme von Durchfallei-Granulat wurde der Durchfall geheilt, so daß alle chemischen Medikamente überflüssig wurden. Nach drei Monaten dieser Hildegard-Therapie waren auch die Entzündungen verschwunden, und der Stuhl hatte sich wieder geformt. Die blutigen Hämorrhoiden verschwanden nach Einnahme von Bachbungen-Tropfen in Dinkelgrießsuppe. Die angesetzte Dickdarmoperation war nicht mehr nötig, weil alles natürlich ausgeheilt war.

➾ Die 38jährige Mutter von drei Kindern, R. R., litt seit ihrem 19. Lebensjahr, ausgelöst durch Prüfungsstreß beim Abitur, an einer Colitis ulcerosa, die zunächst mit Azulfidine und Phoscortil behandelt wurde. Zwei Jahre später wurde sie zum ersten Mal sechs Wochen schwer krank. Weiterhin Einnahme von Azulfidine, das von ihr sehr schlecht vertragen wurde. In den nächsten beiden Jahren immer wieder Colitis-Schübe, die nun bereits mit Cortison behandelt wurden. Häufige Koloskopien und andere Diagnosemaßnahmen reizten den Darm immer wieder. Nach weiteren zehn Jahren Einweisung in die Universitätsklinik Frankfurt und Umstellung auf eine strenge Schonkost, die eine Zeitlang Besserung brachte. Die erste Schwangerschaft verlief beschwerdefrei, nach der Geburt sofort wieder Colitis. 1986 zweite Schwangerschaft, nach einigen Wochen ständige Proktitis (Mastdarmentzündung). Die Schwangerschaft verlief problemlos. Nunmehr zweimal jährlich Colitis-Schübe mit einer Einnahme von sechs Tabletten Claversal (Mesalazin) täglich mit schweren Nebenwirkungen. 1988 in der dritten Schwangerschaft zusätzlich schwere Lebensmittelvergiftungen durch Salmonellen- und Staphylokokkeninfektion. Drei Monate stationäre Behandlung, davon fünf Wochen künstliche Ernährung mit intravenösen Gaben von 100 mg Cortison pro Tag trotz Schwangerschaft. Geburt eines gesunden Mädchens. Drei Jahre später Einweisung in die Psychiatrie mit erfolgloser Behandlung bei einem Psychiater, der selbst nicht an Gott glaubt. 1992 – 14 Jahre nach Ausbruch der Colitis – immer noch starke Medikamente und Ausprobieren aller möglichen Ernährungsformen und Naturheilmittel von Schonkost über Rohkost, Colon-Hydro-Therapie und andere mehr bis zur Umstellung auf Dinkeldiät und die oben beschriebene Hildegard-Therapie. Seitdem fünf Jahre lang keinen Rückfall, keine chemischen Medikamente mehr und beschwerdefrei. Die Patientin ist empört, daß sämtliche hohen Kosten für Krankenhaus und Arzneimittel ohne weiteres von der

Krankenkasse übernommen wurden, die erfolgreiche Hildegard-Therapie aber aus eigener Tasche bezahlt werden mußte. Mit der Hildegard-Therapie als der preiswertesten Behandlungsmethode könnte viel Geld, Kummer und Leid gespart werden.

Meteorismus: Blähungen und Blähsucht

Durch Überladen des Magens sowie bei Verdauungsschwäche kommt es zu gesteigerter Gasbildung, die zu Völlegefühl und Spannungen im Leib führen kann. Dieser Zustand, der als Meteorismus bezeichnet wird, kann schwere Krankheitssymptome vortäuschen. An erster Stelle steht der gastrokardiale Symptomenkomplex (Roemheld-Syndrom) mit schmerzhaften Darmkrämpfen und Druck auf Herz beziehungsweise Leber, wodurch sogar Herzinfarkt oder Gallenkoliken ausgelöst werden können.
Oft folgen Zustände wie bei Angina pectoris: Herzschmerzen, beschleunigte Herztätigkeit, erschwerte Atmung, Leistungsabfall, Kopfschmerzen und Durchblutungsstörungen. Der Mangel an Verdauungsenzymen kann durch Fermentersatz *(Enzymapain Jura)* ausgeglichen werden. Bei chronischen Magen-Darm-Krankheiten, Leber- oder Bauchspeicheldrüsenleiden, Durchfall oder Verstopfung, Herz-Kreislauf-Krankheiten, sofern sie durch mangelnde Darmdurchblutung und Blähungen verursacht wurden, müssen die Grundkrankheiten mitbehandelt werden.
Rasche Hilfe zur Beseitigung der Blähungen bringen die Galganttabletten (langsam auf der Zunge zergehen lassen). Nach spätestens fünf Minuten verschwindet der Druck durch Aufstoßen (Eruktus) oder Darmwind (Flatus), und

der Zustand hat sich wieder normalisiert. Die rasche und zuverlässige Wirkung der Tablette beruht auf ihrem Gehalt an Scharfstoffen und ätherischen Ölen, die krampfstillende und blähungstreibende, Magen und Darm beruhigende Eigenschaften besitzen, die schon auf der Zunge durch sensorische Nervenreizung wirksam werden.
Daneben hat der Galgant noch antibakterielle und leicht desinfizierende Eigenschaften, die zur Beseitigung der gasbildenden Fäulnisbakterien im Darm beitragen. Zum pharmakologischen Wirkungsprofil, das noch lange nicht vollständig erforscht ist, gehören auch entzündungshemmende (antiphlogistische) Eigenschaften (Hemmung der Prostaglandinsynthese), die bei akuten und chronischen Entzündungszuständen der Magen-Darm-Schleimhaut eine heilende, wundheilungsfördernde Wirkung ausüben können.
Bei Hildegard steht schlicht:
»Wer Herzschmerz hat, nehme Galgant, und es wird ihm bessergehen.«
Die Fencheltabletten vermindern ebenso Darmgase und beseitigen Magen-Darm-Störungen mit Völlegefühl und Blähungen durch ihre krampfstillende und blähungstreibende Wirkung. Fencheltabletten kann man schon bei Babys einsetzen und Darmkoliken und -krämpfe beseitigen.
Schließlich sollte man, um Gasbildung zu verhindern, auch eine Diät einhalten: Kartoffeln sowie Kohl, Zwiebeln, Rettich, Gurkensalat und Hülsenfrüchte weglassen.
Gleichzeitig sorge man dafür, daß die Leber wieder gut funktioniert, zum Beispiel mit Hilfe von Ysop: Junghühnchen mit Ysop gekocht oder Ysop-Wein (roher Ysop in Wein gelegt) trinken.
Weitere Heilmittel: Rainfarn in Fleischbouillon ohne Ge-

müse oder Kräuter. Eine ähnliche Wirkung hat auch ein Magentrank (Muskatellersalbeitrank): nach dem Essen und nachts ein Likörglas einnehmen. Auch Fleisch vom Hirsch wirkt reinigend auf Magen und Darm. Als Brotaufstrich verwendet man Kornelkirschenmarmelade. Man denke auch noch an den verdauungsfördernden vitaminreichen Dinkelsalat: Kopfsalat mit gekochten (kalten) Dinkelkörnern regelmäßig mittags eine Woche lang gegessen.

Innere Blutungen

Blutverlust ist immer ein dramatisches Ereignis, wobei man zwischen hellem (vom Enddarm oder von Polypen oder Hämorrhoiden) und dunklem Blut (Polypen, Darmkrebs, Magen-Darm-Geschwüre) unterscheiden muß. Auch verschiedene Medikamente wie Aspirin, Rheumaschmerzmittel (Dyclophynac, Voltaren) können Schleimhautblutungen hervorrufen.

Nachdem Hildegard den blutigen Stuhlgang in ihrem Lehrbuch beschrieben hat, kommt sie auf die inneren Blutungen an falschen Stellen zu sprechen, die sich in den Gedärmen und Eingeweiden im weitesten Sinne ereignen können und sich der Verdauung, das heißt dem Stuhlgang und dem Harn, beimischen. Zweifelsohne sind darunter auch die sogenannte okkulten, das heißt fast unsichtbaren Blutbeimischungen im Stuhl gemeint, die heute fast jeder Arzt mit einfachen Methoden nachweisen kann (Hämokult-Test).

Das einfachste Mittel, um Blutungen zum Stillstand zu bringen, ist die sogenannte Bohnensuppe ohne Bohnen, wobei Bohnen einfach abgekocht werden und das Bohnenwasser getrunken wird. Denn:

»Die Bohnen haben einen erwärmenden (durchblutungsfördernden) Stoff und sind eine gute Speise für gesunde und kräftige Menschen ... Wenn jemand an den Eingeweiden erkrankt ist, soll er die Bohnen in Wasser kräftig abkochen, etwas Schmalz oder Öl daran geben und diese Suppe warm schlürfen, nachdem die Bohnen davon getrennt worden sind. Das soll er oft (täglich) machen, und er wird innerlich geheilt.« (PL 1123 B)

Patientenbericht

➾ »Mein Mann litt acht Jahre lang an Darmbluten. Nach einem einjährigen regelmäßigen Einsatz von bohnenloser Bohnensuppe mit Dinkelgrieß hörten die Blutungen auf. Auch der Arzt hat die Behandlung anerkannt, da während dieser Zeit keine anderen Medikamente eingenommen wurden.«

Eidotter-Mutterkraut-Suppe

Indikation: alle inneren Blutungen, Gebärmutterblutungen (Myom), Bluturin, Blutstuhl, Metrorrhagie (Blutfluß)

Ein sehr bewährtes, wirksames Mittel ist die Eidotter-Mutterkraut-Suppe.

»Wenn einer einen Blutfluß hat, so nehme er zwei Eidotter und schlage sie locker, füge an Metrasaft (Mutterkrautsaft) eine Menge zu, die halb soviel ausmacht wie ein Eidotter (ca. 10 g = 2 TL) und an echtem Weinessig eine Menge von zwei Eischalen voll (ca. 50 g = 3 EL) und eine kleine Menge Zimtpulver (ca. 10 g = 1 gehäufter EL) und etwas weniger Zitwerpulver (7 g = 1 gestrichener EL) und menge das zusammen. Daraus mache mit nicht zuviel Wasser eine etwas dicke Suppe und gib sie dem, der an fließendem Blut leidet, damit er sie lauwarm vor dem Essen und auch nach dem

Essen schlürfe. Er soll es oft machen und wird es besser haben.« (CC 201,9 ff)

◆ *Rezept: Eidotter-Mutterkraut-Suppe*

2 TL Mutterkrautsaft (80,1% Chrysanthemum parthenium Bernhardi Preßsaft; vormals Pyrethrum parthenium)
3 EL echter Weinessig
1 gehäufter EL Zimtpulver
1 gestrichener EL Zitwerpulver
2 Eidotter

Um eine »dickliche« Suppe zu erhalten, wird man wohl (Dinkel-)Mehl beigeben müssen.

Ebenfalls im Lehrbuch finden wir eine Kur gegen starke Blutungen mit Brombeerwein, Honigkuchenkeksen und einer Diät. Spontane Blutungen aus dem Darm und den Harnwegen haben die gleiche Ursache und erfordern die gleiche Kur.

Brombeerwein

Indikation: innere Blutungen, Blut im Urin, Polypen

»Wer an Blutfluß leidet, nehme Brombeerkraut und doppelt soviel Blutkraut und stampfe es mäßig. Bis es den Saft ausgibt, lege es so in Wein und trinke diesen während und nach der Mahlzeit, aber nicht nüchtern.«

◆ *Rezept: Brombeerwein*

25 ml Brombeersaft aus Beere oder Kraut
50 ml Tormentill-Urtinktur (Blutkraut) auf
250 ml Wein

Anwendung: Täglich ein Likörglas während und nach dem Essen einnehmen, bis die Blutungen aufhören.

Honigkuchen

Indikation: innere Blutungen, Blut im Urin, Polypen

»Nimm (bei Darm- oder Viscera-Blutungen) auch Feinmehl (Weißmehl) und mache damit nur aus Honig und recht wenig Salz Törtchen und esse diese. Denn das Feinmehl (Dinkelweißmehl) läßt durch seine Kolorität (Wärme) und Stärke das Fleisch (Gewebe, Schleimhäute) wachsen und schließt die falschen Auswege des Blutes; der Honig stoppt durch seine Kolorität und Saftigkeit das falsche Blut, und die Kolorität des Salzes trocknet es ein ...« (CC 201,27ff.)

»Während jemand an dieser Krankheit leidet, soll er (nur) Weizenbrot (Dinkelweißbrot) essen und Roggenbrot oder Gerstenbrot vermeiden. Er vermeide auch Rindfleisch, Schweinefleisch und alle Fischsorten, die keine Schuppen haben (Muscheln, Aal usw.), sowie auch Käse und rohes Gemüse, rohes Obst und auch alles Geröstete (Gebratene). Das übrige Fleisch, sowie es weich (zart) ist, und sonstige Fische mag er essen. Die Erbsen selbst oder Linsen oder Bohnen soll er meiden. Heiße Speisen darf er nicht zu sich nehmen, sondern nur lauwarme, so daß sie weder heiß noch kalt sind. Milden Wein darf er trinken, und Wasser (Tee) während der Krankheit nicht trinken. Denn all das schadet dem Menschen, der so eine Krankheit hat, wie es auch bei der Ruhr beschrieben ist.« (CC 201,34ff.)

Blutbrechen bei Magengeschwüren oder bei der Lungentuberkulose wird nach Hildegard mit der Salbeiweinsuppe behandelt.

Hämorrhoidalblutungen und Blutungsanämie

»Wenn durch schlechte und wäßrige Säfte gereizt die Hämorrhoiden *(posteriora)* zu bluten anfangen, und zwar das Blut mit dem Stuhlgang austritt, soll der Mensch es (zunächst) nicht zurückhalten, weil es purgiert und wie eine Purgier(kur) wirkt. Wenn es aber mit der Verdauung zu stark auftritt, dann soll (der Kranke) Gamander den Gemüsen beifügen und anderen guten Kräutern, aus denen man etwas zum Essen machen kann (das heißt die eßbar sind, also beispielsweise Kräutertunken). Das soll er in mäßiger Weise essen. Denn Gamander mindert solche Blutungen und hält sie zurück; Gemüse und andere Kräuter (als Beigaben) machen, daß er sich wieder erholt.« (CC 202,30–203,4; PL 1180 D; Basel, Cap. 1–124)
Zur Behandlung von Hämorrhoidalblutungen oder ganz allgemein bei Hämorrhoiden zur Entlastung von Krampfadern hat sich die Bachbunge bewährt, die man als Urtinktur ins Essen geben kann (40 Tropfen ins heiße Essen). Wenn vorhanden, kann man die frische Bachbunge auch wie Spinat zubereiten.

Patientenbericht
➾ »Wegen einer schweren chronischen Enddarmentzündung (Hämorrhoiden) sollte ich mich eines operativen Eingriffs unterziehen. Einer Krankenhauseinweisung kam ich nicht nach und fuhr Ende April nach Niederbayern ins Rottal-Thermalbad Griesbach, wo ich nach der Bachbunge suchte. In einem schwer zugänglichen Tal ohne Umweltbelastung fand ich das Gesuchte. Bereits nach drei Tagen Bachbungensuppe konnte ich ins Thermalbad gehen, weil die nach außen gewachsenen Hämorrhoidengeschwüre

verschwanden. Seither bin ich nach dreiwöchiger Einnahme von Bachbungensuppe von diesen lästigen Beschwerden befreit.«

Eingeweideblutungen

Blutwurz-Brombeer-Wein

»Wer an Blutfluß leidet, nehme *bramberecruth* (Brombeerkraut) und doppelt soviel *blutheruth* (Blutwurzkraut), presse sie mäßig, bis der Saft ausfließt, und lege es so in Wein, und trinke diesen während und nach dem Essen, aber nicht nüchtern … Nimm auch Feinmehl (Weizenmehl) und mache damit nur mit Honig Honigkuchen mit etwas Salz (siehe dazu Rezept Honigkuchen und die dazugehörige Diät bei Blutungen).« (CC 201,19–202,8)

◆ *Rezept: Blutwurz-Brombeer-Wein*
1 EL Brombeerblätter
2 EL Blutwurzblätter
zu Saft pressen und in 250 ml Wein geben.
Anwendung: Jeweils ein Likörglas während und nach dem Essen einnehmen.

Anstelle von Brombeer- und Blutwurzblättern haben auch Brombeersaft (25 ml) und Blutwurz-Urtinktur (50 ml; auch Tormentill-Urtinktur) in 250 ml Wein geholfen, wobei jeweils ein Teelöffel während und nach dem Essen genommen werden.

Küchenplan für die Magen-Darm-Woche

Speiseplan bei Durchfall

	morgens	*mittags*	*abends*
Montag	Dinkelmehl-Quendelsuppe oder Dinkelgrießmus	Dinkelmehlsuppe und Dinkelnudeln mit grünem Salat	helle Dinkelgrießsuppe, helles Dinkelbrot
Dienstag	Dinkelhabermus hell, Fencheltee	Dinkelgrießsuppe mit Gemüsestreifen, Fenchelgemüse mit hellen Dinkelnudeln, grüner Salat, Bratapfel	Rote-Bete-Salat mit Dinkelweißbrot, vegetarischer Brotaufstrich
Mittwoch	Dinkelhabermus hell, Fencheltee	Maronisuppe, Dinkelnudel-Gemüseauflauf, grüner Salat, Quittenmus	helle Dinkelmaultaschensuppe mit Spinatfüllung
Donnerstag	Dinkelhabermus hell, Fencheltee	Kürbissuppe, Rote-Bete-Gemüse mit Quendelsoße, Kichererbsen, Dinkelgrießknödel grüner Salat, Apfelkompott	warme Suppe, Gefügelsalat (mit Gemüse), Kräuterquark, vegetarischer Botaufstrich, Dinkelweißbrot

	morgens	mittags	abends
Freitag	Dinkelhabermus hell, Fencheltee	Gemüsesuppe, gedünstete Seelachsfilets in Weinsoße mit Dinkelnudeln und Karottengemüse, grüner Salat	glasierte Maroni

Speiseplan bei Verstopfung

	morgens	mittags	abends
Montag	Dinkelvollkornhabermus, Dinkelkaffee	Dinkelschrotsuppe, Dinkelkörner mit grünem Salat	Dinkelvollkorngrießsuppe, Dinkelvollkornbrot
Dienstag	Dinkelvollkornhabermus, Dinkelkaffee	Dinkelschrotsuppe mit Gemüse, Fenchelgemüse mit Dinkelkörnern, grüner Salat, Bratapfel	Rote-Bete-Salat mit Dinkelvollkornbrot, Hüttenkäse
Mittwoch	Dinkelvollkornhabermus, Dinkelkaffee	Maronisuppe, Dinkelkörner-Gemüseauflauf, Dinkelkopfsalat, Quittenmus	Dinkelvollkorn-Maultaschensuppe mit Spinatfüllung

	morgens	mittags	abends
Donnerstag	Dinkelvollkornhabermus, Dinkelkaffee	Kürbissuppe, Rote-Bete-Gemüse mit Quendelsoße, Kichererbsen, Dinkelkernotto, Dinkelkopfsalat, Apfelkompott	warme Suppe, Gefügelsalat (mit Gemüse), Kräuterquark
Freitag	Dinkelvollkornhabermus, Dinkelkaffee	Gemüsesuppe, gedünstetes Seelachsfilet in Weinsoße mit Dinkelreis und Karottengemüse, Dinkelkopfsalat, glasierte Maroni	Dinkelvollkornbrot mit vegetarischem Brotaufstrich
Samstag	Dinkelvollkornhabermus, Dinkelkaffee	Spinatsuppe, Salat, Kichererbsenpüree, Kürbis-Bohnen-Pastinakengemüse, Bratapfel	Suppe, Rote-Bete-Timbale, Kräuterbrot
Sonntag	Dinkelvollkornhabermus, Dinkelkaffee	Rote-Bete-Suppe, Dinkelkopfsalat, gefüllte Zucchini, Dinkelkernotto. Selleriegemüse, Rote Grütze	Suppe, Fenchel-Orangen-Salat, Brot, vegetarischer Aufstrich

Natürliche Darmsanierung und Gesundheit

Die Gesundheit hängt in großem Maße vom harmonischen Zusammenspiel der Ernährung mit den im Darm lebenden Bakterien, der Darmflora, ab. In unserem Verdauungssystem sind Milliarden nützlicher Darmbakterien angesiedelt. Diese Mikroorganismen leben von unserer Nahrung und liefern uns alle Bausteine, die wir für unsere Gesundheit benötigen. Darüber hinaus schützen sie den Körper innen wie die Haut außen vor Giftstoffen und Infektionen durch Bakterien, Viren oder Pilze.

Die Zusammensetzung der Darmflora ist von unserer Ernährung abhängig, so daß eine gute Diät die Basis für eine natürliche Darmflora und somit eine stabile Gesundheit darstellt. Ist dieses Gleichgewicht zwischen Körper und Mikroflora gestört, kann dieser Zustand, den man »Dysbiose« nennt, lebensgefährliche Auswirkungen auf unsere Gesundheit haben. Dazu gehören vor allen Dingen gefährliche Entzündungen, die teilweise krebsartig entarten können:

- chronische Entzündungen der Magen- und Darmschleimhaut: Gastritis, Colitis ulcerosa, Morbus Crohn
- chronische Entzündungen der Haut: Neurodermitis, Psoriasis, Akne
- chronische Entzündungen des Bindegewebes und der Knochen: Polyarthritis, Lupus erythematodes
- chronische Entzündungen der Schleimhäute: Sinusitis, Bronchitis, Asthma, chronische Blasenentzündungen
- Krebs: Magen-, Darm-, Brust-, Prostatakrebs

Aber wie gesagt, die Ursachen dieser Krankheiten sind nicht die gestörte Darmflora, sondern eine falsche Lebensweise und Ernährung, die die natürliche Bakterienstruktur krankhaft verändert haben. Hier ist anzusetzen, wenn man die oben beschriebenen Krankheiten heilen will.

Der Darm als Spiegel der Seele

Auch Paracelsus maß der Gesundheit des Darms höchste Bedeutung zu. Er prägte den Satz: »Der Tod sitzt im Darm.«

Hildegard von Bingen hat in ihrem psychotherapeutischen Buch *Liber Vitae Meritorum* (deutsch: *Heilen mit der Kraft der Seele*) den Einfluß unserer Seele auf den Darm beschrieben. Wird das harmonische Gleichgewicht aus Psyche, Abwehrsystem und Darmflora gestört, können schwere gesundheitliche Störungen auftreten. Der Darm ist die Zielscheibe heftiger seelischer Reaktionen. Hildegard beschreibt 35 Laster oder seelische Risikofaktoren, die auf Magen und Darm schlagen können. Zorn, Ärger und Frustration lösen »Wut im Bauch« aus, was so intensiv sein kann, daß die gesunde Darmflora zerstört wird. Nach Hildegard haben wir stets zwei Pole in uns: Geduld und Wut, Liebe und Neid, Freude und Traurigkeit, Kraft und Schwäche. Oft aber sind wir auf einen Pol fixiert, zum Beispiel auf die Wut, die uns eine lange Zeit festhalten kann, bis sie im Körper als Selbst- oder Autoaggression hängen bleibt. Die Wut kann mich so wurmen, daß sie sich beispielsweise als Hefepilzinfektion materialisiert. Hinter diesem Gefühl steckt aber eine Heilkraft (Geduld), die mich befreien kann und gesunden läßt. Die Wut kann mir Kraft geben, mich

von meiner Verletzung zu distanzieren und endlich loszulassen, damit ich frei und heil werden kann. Nach Hildegard gilt es, die Körpersprache zu verstehen und dahinter den seelisch-auslösenden Risikofaktor zu sehen.
Wenn wir die krankmachenden Leidenschaften unterdrücken und verdrängen, werden die Tumorkrankheiten immer wieder kommen – meist noch schlimmer, als sie zu Beginn waren. Erst wenn ein Patient in der Lage ist, hinter den Krankheiten die seelischen Ursachen zu sehen, und die Kraft besitzt, sich davon zu distanzieren und loszulassen, kann an er Seele, Geist und Körper geheilt werden.

Wenn die Darmflora entgleist

Bei einem gesunden Menschen leben die Milliarden von Darmbakterien in natürlicher Harmonie (Symbiose) mit dem körpereigenen Abwehrsystem, das zu 80 Prozent am Darm angesiedelt ist. Bei einem gesunden Menschen haben krankmachende Mikroorganismen auch keine Chance, da sie vom Immunsystem immer wieder vernichtet werden. Jede Infektion gibt aber Hinweise auf eine geschwächte Abwehr und eine zerstörte Darmflora. Die hemmungslose Verwendung von Arzneimitteln, Hormonen, chemischen Giften und falsche Ernährung haben in vielen Fällen zu schwerwiegenden Schäden geführt, durch die entweder die natürliche Darmflora zerstört oder das natürliche Abwehrsystem überfordert wurde. Die schlimmsten Schäden entstehen durch:

- Rohkost, Küchengifte (siehe Seite 148)
- Antibiotika
- Mykotika

- Cortison
- Chemotherapie
- Antibabypille
- Umweltgifte, Pestizide, chlorierte Kohlenwasserstoffe
- Konservierungsmittel wie Acetylsalicylsäure (ASS), Sorbinsäure, Parahydroxibenzoesäure (Parabene)
- Quecksilber aus Amalgamfüllungen
- Paladium aus Goldfüllungen

Durch diese Einflüsse werden die Darmbakterien derartig zerstört, daß sie ihre Aufgabe nicht mehr erfüllen und Gift- und Schadstoffe in den Körper eindringen lassen. Dadurch entstehen auch viele Krankheiten, die von der Schulmedizin als unheilbar eingestuft werden. Vor allem schießt das körpereigene Abwehrsystem beim Versuch, die Eindringlinge zu beseitigen, über das Ziel hinaus und bildet zu viele Antikörper, die nun den eigenen Körper, besonders die Haut, das Bindegewebe und die Magen-Darm-Schleimhaut, angreifen. Man spricht von den sogenannten Autoimmunkrankheiten:

- Neurodermitis, Psoriasis (Schuppenflechte)
- chronische Nebenhöhlenentzündung, Bronchitis
- chronische Magen- und Darmschleimhautentzündungen
- Rheuma und besonders Polyarthritis

Alle chronischen Entzündungen können langsam in Krebs übergehen, wenn sie nicht rechtzeitig beseitigt werden.

Wenn der Darm selbst zur Giftküche wird

Die meisten Colitis- und Multiple-Sklerose-Patienten waren vor Ausbruch ihrer Erkrankung Rohköstler und haben angeblich »so gesund« gelebt. Doch das Kochen und Backen von Speisen ist für den Menschen lebenswichtig. Erst durch das Kochen werden die Lebensmittel verdaulich und die Wertstoffe genießbar.

Hildegard schreibt, daß der Kochvorgang auch durch die Entgiftung der Speisen durch Weinessig, Salz, Knoblauch und Dill in der sogenannten Salatbeize erreicht werden kann. Nach Hildegard gibt es nur ganz wenige Lebensmittel, die von Natur aus auch roh hundertprozentig gesund sind und nicht gekocht werden müssen. Dazu gehören die Edelkastanie, der Fenchel und die Quitte. Alle anderen Lebensmittel sind mit Toxinen oder Antinährstoffen oder groben Ballaststoffen belastet, die den Darm stark schädigen.

Die Roh- und Frischkost führt also in Wirklichkeit zu katastrophalen Folgen für die Verdauung, die in Fäulnis übergeht, weil der menschliche Darm im Gegensatz zum Beispiel zu den Kühen keine Zellulose spaltenden Enzyme hat. Die angeblich so vitamin- und mineralstoffhaltige Frisch- und Rohkost kann nicht verwertet werden, sie gelangt schließlich in den Dickdarm, wo sie von Fäulnisbakterien »verstoffwechselt« wird. Hierbei produzieren die Fäulniserreger große Mengen an Gas, wobei hochgiftiges Ammoniak und Schwefelwasserstoff entstehen, die die Leber und ihren Stoffwechsel vergiften.

Zusätzlich werden durch weitere Enzyme der Fäulniserreger Eiweiß und Aminosäuren zu Aminen, Phenolen und noch mehr Ammoniak abgebaut, wodurch der pH-Wert

immer basischer wird, was die Entstehung von Darmkrebs fördert. Die Amine können sogar über den Leberstoffwechsel in den Organismus gelangen. Da sie das Nervensystem schädigen, können sie Migräne und Depressionen auslösen, ja sogar das Nervensystem zerstören. So kann sogar Multiple Sklerose ausgelöst werden.
Die Enzyme der Fäulniserreger setzen im Darm aber noch zwei weitere Bösewichte frei, die zusätzlich das Krebsrisiko erhöhen und sogar Arteriosklerose auslösen: Es sind dies Cholesterin und Östrogen, die ebenfalls in die Leber gelangen und hier sowohl den Cholesterin- als auch den Sexualhormonspiegel im Blut erhöhen. Dadurch werden Brust-, Darm- und Prostatakrebs gefördert.

Dinkel – Rettung in der höchsten Not

In dieser Situation ist der Dinkel eine letzte Rettung für den Darm. Er enthält kostbare Faserstoffe aus langkettigen Kohlehydraten, die sich sowohl im Darm lösen als auch unlöslich sind. Die löslichen Fasern werden von den Darmbakterien zu den kurzkettigen Fettsäuren (Essig-, Propion- und Buttersäure) abgebaut, die ständig die basischen Amine neutralisieren und durch ihr schwach saures Milieu die Fäulniserreger vertreiben. Die unlöslichen Fasern dagegen saugen auf ganz natürliche Weise Fäulnisbestandteile, Bakteriengifte, freies Cholesterin und Gallensäure auf und befördern sie nach außen.
Diese Reinigung kann man durch eine faserstoffreiche Kost mit Obst und Gemüse, Dinkelkleie und Flohsamen noch verstärken. Obst, zum Beispiel Äpfel, enthalten Pektin mit löslichen Faserbestandteilen genauso wie Flohsa-

men. Auf keinen Fall darf man Leinsamen essen, da diese Schleimdroge nicht nur die Giftstoffe, sondern auch die guten Bestandteile wie Vitamine und Mineralien beseitigt.

Therapieplan zur Darmsanierung nach Hildegard von Bingen

Bärwurz-Birnen-Honig – »kostbarer als Gold«

Verwendet wird der Bärwurz vorwiegend zur Herstellung von Bärwurzschnaps (ähnlich dem Enzian). Er wird im Bayerischen Wald, im Erzgebirge und im Allgäu gebrannt. In der Volksmedizin fand dieses Gewürz aber auch als Tonikum gegen Katarrh und Blasenleiden, bei Herzschwäche und als appetitanregendes Mittel Verwendung. Der Bärwurz ist zum Beispiel Bestandteil eines in Deutschland meistverkauften Magenbitters. Im Erzgebirge kocht man eine schmackhafte Köpernickelsuppe, die mit Bärwurz gewürzt ist. Bei Hildegard steht über den Bärwurz:

»Der Bärwurz ist warm und von trockener Grünkraft *(Viriditas)*. Ein Mensch, der starke und brennende Fieber hat (Scharlach, Masern, Röteln, Tuberkulose, Ruhr, Typhus), soll Bärwurz pulvern und dieses Pulver mit Brot essen, und zwar auf leeren Magen und nach dem Essen, und es wird ihm bessergehen. Wer Gicht hat, esse dieses Pulver oft (dreimal täglich 1–3 Messerspitzen), und die Gicht wird in ihm weichen. Wer Gelbsucht hat, zerkleinere die noch frische Wurzel in Essig und würze damit eine (Dinkelgrieß-) Suppe und esse sie oft (täglich ein- bis dreimal), und er wird geheilt.«

In der Kombination mit Birnen und Honig wirkt Bärwurz noch universeller als die bewährte hildegardische Goldkur!

»Das ist die köstlichste Latwerge und wertvoller als Gold und nützlicher als das reinste Gold, weil es die Migräne vertreibt und die Dämpfigkeit mindert, welche rohe Birnen in der Brust des Menschen verursachen, und alle schlechten Säfte *(mali humori)* im Menschen vertreibt und den Menschen so reinigt, wie man einen Topf von seinem Schimmel *(de faece)* reinigt.«

Dieser Hinweis auf die Reinigung von Schimmel brachte mich auf die Idee der Darmreinigung bei Hefepilz- und Schimmelpilzinfektionen. In Zusammenarbeit mit Herrn Dr. Pohl vom Institut für Mikrobiologisch-Biochemische Analytik in Bad Saarow wurde eine Diät zur Darmsanierung gefunden, die sich in der Praxis bewährt hat.

Hildegard schreibt:

»Nimm (acht) Birnen, schneide sie auseinander und wirf das Kerngehäuse weg. Dann koche sie ganz stark in Wasser und zerstampfe sie zu Brei. Dann nimm Bärwurz, etwas weniger Galgant, und Süßholz, noch weniger als Galgant, und Pfefferkraut, noch weniger als Süßholz. Das mache zu Pulver, vermische diese Pulverarten und schütte sie in mäßig erhitzten Honig (acht Eßlöffel). Dann gib die warmen Birnen dazu und rühre es kräftig zusammen (kochend). Dann fülle es in einen Becher ab. Davon iß täglich (morgens) nüchtern einen Teelöffel voll, nach dem Mittagessen zwei Löffel voll und zur Nacht im Bett drei Löffel voll.«

◆ *Rezept: Bärwurz-Birnen-Honig*

100 g Bärwurzmischpulver bestehend aus:
35 g Bärwurzwurzelpulver
28 g Galgantwurzelpulver
22 g Süßholzwurzelpulver
15 g Bohnenkrautpulver

Mit acht gekochten Birnen (Birnwasser wegschütten!) und acht Eßlöffeln abgeschäumtem Honig zu einem Mus vermischen, in Gläser abfüllen und kühlstellen.
Anwendung: Man verwendet den Bärwurz-Birnen-Honig entweder als Brotaufstrich oder pur, indem man für vier Wochen täglich, je nach Lebensalter und Körpergewicht, einnimmt:
- morgens 1 Messerspitze bis 1 TL vor dem Frühstück
- mittags 2 Messerspitzen bis 2 TL nach dem Essen
- abends 3 Messerspitzen bis 3 TL vor dem Schlafengehen

Die zusätzliche Einnahme von Acidophilus-Jura ist empfehlenswert.

Weinessig
Zusätzlich kann man einen Eßlöffel Weinessig nach dem Abendessen nehmen, gegebenenfalls in einer Tasse Fencheltee.
Besonders beeindruckend sind die Erfolge bei chronischen Entzündungszuständen, bei Sinusitis, chronischen Mandelinfektionen, Gastritis, Colitis, Morbus Crohn, rheumatoiden Beschwerden, Arthritis und Polyarthritis, die als Vorstufen der Krebskrankheit erkannt wurden. Durch die hildegardische Darmsanierung kam erst »Ruhe in den Darm«, so daß die Entzündungen beseitigt werden konnten. Die Darmsanierung aber ist die Voraussetzung dafür, ein geschwächtes Immunsystem wieder zu stärken, und zwar mit einer vernünftigen Lebensweise, einer gesunden Ernährung – auf der Basis von Dinkel, Obst und Gemüse und mit Verzicht auf Nikotin, Alkohol, Umweltgifte und überflüssige Arzneimittel, die das körpereigene Immunsystem schwächen.

Hefe- und Schimmelpilzinfektionen des Darmes

Pilzinfektionen sind die Folgen einer gestörten Darmflora und einer geschwächten Abwehrkraft, wobei auch immer eine seelische Abwehrschwäche das Verdauungssystem aus dem biologischen Gleichgewicht gebracht haben kann. Daher spielen auch seelische Heilkräfte (35 Tugenden) bei der Regeneration der Darmflora und bei der Aktivierung der körperlichen Abwehrkraft eine entscheidende Rolle.
Die Beschwerden bei der Darminfektion durch Hefepilze *(Candida albicans)* oder Schimmelpilze *(Aspergillus fumigatus* oder *Aspergillus niger)* sind außerordentlich vielfältig:

- Blähungen, Sodbrennen, Aufstoßen
- Verstopfung oder Durchfall
- Juckreiz am After oder in der Vagina
- chronische Müdigkeit und Erschöpfung
- Schlaflosigkeit, Konzentrationsstörungen
- Haarausfall, Mundgeruch, Körpergeruch
- Stimmungsschwankungen und Depressionen

Bei zahlreichen chronischen Krankheiten, besonders bei chronischen Entzündungszuständen, liegen Darmpilzinfektionen zugrunde, die ähnliche Krankheiten auslösen, wie wir sie schon bei Verdauungsschäden kennengelernt haben.

Magen-Darm-Erkrankungen:

- Gastritis, Roemheld-Syndrom
- chronischer Durchfall oder Verstopfung
- Morbus Crohn, Colitis ulcerosa

Chronisch wiederkehrende Entzündungen der Mund-, Nasen-, Rachenschleimhaut und der Atemwege:
- Sinusitis
- Tonsilitis
- Otitis
- Bronchitis
- Mundsoor

Chronische Infektionen des Urogenitalsystems:
- chronisch wiederkehrende Harnwegsinfektionen
- Prostatitis, Vaginalinfektion

Hauterkrankungen:
- Neurodermitis
- Ekzeme
- Akne
- Furunkulose

Da sich sowohl die Haut als auch die Schleimhaut sowie die Sehnen, Bänder und Bandscheiben aus dem äußeren Keimblatt (Ektoderm) entwickelt haben, müssen die Ursachen von Haut- und Gelenkerkrankungen auch im Darm (Entoderm) gesucht und mitbehandelt werden.
Frau Dr. Ingrid Menzel, Hautärztin an der Universitätsklinik Frankfurt, konnte bei Neurodermitis, Psoriasis, Akne, Furunkulose sowie bei rheumatoider Arthritis und Windeldermatitis in den meisten Fällen auch eine Darmpilzinfektion feststellen. Die Zellbestandteile und die toxischen Stoffwechselprodukte (Mykotoxine) der Pilze können solche Erkrankungen auslösen. Bei den meisten so erkrankten Patienten konnten sowohl im Stuhl Hefepilze als auch im Blut Hefepilz-spezifische Antikörper nachgewiesen werden.

Hefe- und Schimmelpilze produzieren gewebeschädigende Enzyme (Proteinasen, Lecithinasen), die die Darmwand durchlässig machen, so daß massenhaft Allergene in den Blutkreislauf und in das Lymphsystem gelangen. Dadurch wird das Immunsystem überlastet, so daß es zu allergischen Reaktionen kommt. Durch die geschädigte Darmwand dringen auch große Mengen an Nahrungsstoffen, die Allergien auslösen können (nutritive Allergene).

Allergische Erkrankungen:
- Neurodermitis
- Heuschnupfen
- Asthma
- Lebensmittelallergien

Pilzgifte (Mykotoxine) dringen aber auch in die Zelle ein und können das genetische Material im Zellkern zur Bildung von Krebszellen zwingen.

Erkrankungen der Leber, der Galle und der Milz:
Unter dem Einfluß der Pilzinfektion vermehren sich auch andere Fäulniserreger, die ihre toxischen Fäulnisprodukte an Blut und Lymphe abgeben. Besonders durch eine eiweißreiche Ernährung entwickeln sich sehr viele Fäulnisstoffe, zu denen Ammoniak, Schwefelwasserstoff, Phenol, Indol, Skatol und Kresol gehören. Alle diese Stoffe sind toxigen (Giftstoffe erzeugend) und können zu gefährlichen Krankheiten führen:
- Leberentzündung
- Leberzirrhose
- Leberkrebs
- Milzentzündung
- Blasenentzündung

Hefepilze produzieren »Fuselalkohole«, die die Leber ständig unter Alkohol setzen, obwohl man nichts getrunken hat. Die Leberwerte steigen wie bei einem Alkoholiker.

Organmykosen

Durch die geschädigte Darmwand können in seltenen Fällen auch die Pilze selber über das Blut an die Organe gelangen. Solche Organmykosen enden meist tödlich. Man schätzt, daß in Deutschland bis zu 10 000 Menschen jährlich an Organmykosen sterben. Besonders bei Schwerkranken gelangen Hefepilze aus ihren Pilznestern durch die Darmwand in die Lymphbahnen, von wo sie die Milz und das Knochenmark erreichen können. In den Blutgefäßen kommt es zu Embolien mit Auswanderung in das Gewebe.

Nützliche und gefährliche Pilze

Leider werden heute immer noch schädliche und unschädliche Pilze in einen Topf geworfen. Nur der Hefepilz *Candida albicans* ist der Hauptverantwortliche für die Darmpilzinfektionen. Es gibt aber über 140 Candida-Arten, wobei die meisten sogar nützlich sind, wie zum Beispiel die Bäkkerhefe *Candida robusta,* die Kefir-Hefe *Candida kefir* und die Weinhefe *Candida vinum.* Daher wäre es völlig falsch, Hefe in Lebensmitteln vermeiden zu wollen. Brot, Bier und Wein werden mit natürlichen Hefen hergestellt. Diese lebendigen Hefezellen verdrängen sogar *Candida albicans,* so daß nach Einnahme von Bierhefe sein Anteil um 97 Prozent gesenkt werden konnte. Darüber hinaus stimulieren diese nützlichen Hefearten das Immunsystem und sorgen für eine Vitaminproduktion im Darm. Nur bei Hefeallergie sollten Brot, Bier oder Wein gemieden werden, je nachdem, welche Hefe die Beschwerden auslöst.

Therapieplan zur natürlichen Darmsanierung bei Pilzinfektionen

Das ganzheitliche Therapiekonzept zur Behandlung von Hefepilzinfektionen im Darm umfaßt sechs Schritte der Hildegard-Heilkunde:

1. Entgiftung und Entschlackung des Organismus durch den hildegardischen Aderlaß
2. gesunde Ernährung
3. Darmreinigung durch blähungstreibende (karminative) Heilpflanzen und Heilmittel, die die schlechten Säfte, Fäulnisstoffe und Darmgase entfernen
4. mikrobiologische Therapie: Mit den nützlichen Keimen das körpereigene Abwehrsystem stimulieren und die Stoffwechselleistung verbessern, um so die Darmflora wieder aufzubauen (Darmsanierung)
5. Heilung durch Wandlung: Fasten und Aufbautherapie zur Reinigung der Seele und zur Stärkung der seelischen und körperlichen Abwehrkräfte
6. Maßnahmen zur Darmreinigung und Immunstimulation. Punkt 6 widmen wir uns ausführlicher:
   - *Wasserlinsentrank* zur Säftereinigung und Immunstimulation (1 Likörglas vor dem Frühstück und 1 Likörglas vor dem Schlafengehen)
   - *Hirschzungentrank* »nützt der Leber, reinigt die Lunge, heilt die schmerzenden Eingeweide, nimmt innere Fäulnis und den Schleim« (dreimal täglich 1 Likörglas vor und nach dem Essen)
   - *Sanikeltrank* »nimmt den üblen Magenschleim (Gastritis, Magengeschwür), heilt die kranken Eingeweide« (dreimal täglich 1 Likörglas nach dem Essen)

- *Muskatellersalbeitrank* bei Gastritis »heilt den Magen (Gastritis, Magen-Darm-Geschwüre), reinigt Magen und Darm, gibt guten Appetit« (1 Likörglas nach den Hauptmahlzeiten)
- *Ringelblumenkompresse bzw. Ringelblumenwein* »zur Entgiftung und nach Küchengiften, wirft das Gift oben und unten wieder raus« (1 Eßlöffel Ringelblumentee in $^1/_4$ Liter Wasser 3 Minuten aufkochen, warme Kräuter absieben und warm auf den Bauchnabel binden; 1 Eßlöffel Ringelblumentee mit $^1/_4$ Liter Wein 2 Minuten aufkochen, absieben, den Wein warm schluckweise trinken)
- *Wermutwein* »unterdrückt die Nierenschwäche (Melancholie), macht die Augen klar, stärkt das Herz, verhindert Lungenerkrankungen, wärmt den Magen, reinigt die Eingeweide und bereitet gute Verdauung« (jeden 2. Tag 1 Likörglas vor dem Frühstück)
- *Odermennigblätter in Wein* liegen lassen (bei Gastritis) »reinigt den Schleim und Auswurf, wärmt den Magen« (vor und nach dem Essen 1 Likörglas Odermennigwein)
- *Aronstabtrank* bei Depressionen und bei Pilzinfektionen geeignet, die den Hormonhaushalt stören. »Nimmt den üblen Magenschleim und das Magenfieber, nimmt den Melanchestoff (die Schwarzgalle).«
- *Bärwurz-Birnen-Honig* zur Darmreinigung bei Pilzinfektion, besonders bei Verstopfung. »Dieses Mus ist kostbarer als Gold, reinigt den Körper innerlich wie ein gutes Geschirr von seinem Schimmel.« ($^1/_2$ bis 1 Teelöffel zum Frühstück auf Brot, 1 bis $1^1/_2$ Teelöffel nach dem Mittagessen und 2 Teelöffel abends aufs Brot).

- *Ingwer-Ausleitungskekse* sind besonders geeignet bei Durchfallneigung und zur Darmreinigung bei Fastenkuren. »Halten die guten Säfte im Menschen zurück, fördern die schlechten Säfte heraus« (1 Keks vor dem Aufstehen morgens nüchtern im Mund zergehen lassen)
- *Durchfallei-Granulat* »zwingt das Gelöste zusammen«. (1 Eßlöffel auf Dinkelbrot ein- bis dreimal täglich, bis der Durchfall weg ist).

Eine darmfreundliche Ernährungstherapie bei Pilzerkrankungen

Eine Antipilzdiät, die morgens schon Sauerkraut, Weizenkleie und warme Milch empfiehlt, hat wenig Aussicht auf Erfolg. Ebenso ist alles wieder beim alten, wenn man nach der Darmsanierung Rohkost, Frischkornbrei und Müsli ißt. Als erfolgreiche Antipilzdiät hat sich die Hildegard-Kost mit Dinkel, Obst und Gemüse, wenig Fett und Fleisch bewährt. Dabei sollte auch auf Fabrikzucker und Auszugs(weiß)mehl verzichtet werden, weil sie das Pilzwachstum fördern.

Erlaubt und empfohlen:

- *Dinkelvollkorn- wie auch Dinkelvollkornmehl-Produkte:* Dinkelvollkorngrieß und seine Produkte Habermus, Kernotto, Nudeln und Spätzle sowie Mikrovollkornmehl
- *Obst:* Äpfel, Quitten, Zitronen, Apfelsinen, Birnen (ohne Birnenkochwasser)
- *Gemüse:* Fenchel, Edelkastanien, Bohnen, Sellerie, Rote Bete, Möhren, Kichererbsen, Kürbis, Knoblauch, Zwiebeln, Rettich und Meerrettich
- *Salat:* Dinkelkopfsalat, Eisbergsalat, Lolorosso, Feldsalat

- *Fleisch:* Geflügel, Lamm, Ziege, Reh und Hirsch
- *Fisch:* Kretzer, Kabeljau und Dorsch
- *Gesundheitsei:* Ei aufschlagen und aus der Schale ins kochende Salzwasser geben (2 Minuten kochen)
- *Sauermilchprodukte:* Biojoghurt, Kefir, Buttermilch, Quark, Schweizer Käse
- *Salz:* Nie salzlos essen, denn Salz ist »sehr warm … und zu vielem nützlich«. Wer Speisen ohne Salz ißt, wird innerlich schwach
- *Weinessig:* Taugt als Zusatz zu allen Speisen, wenn er sparsam verwendet wird und nicht herausschmeckt. Er sorgt dafür, daß das Essen den rechten Verdauungsweg geht
- *Fett und Öl:* Butter, kaltgepreßtes Sonnenblumenöl, Walnußöl
- *Getränke:* Unbedenkliches Leitungswasser ist Mineralwasser vorzuziehen, da Mineralwasser »verschleimt«; Tee (Fencheltee, Gold- und Zitronenmelisse, Taubnessel), Dinkelkaffee, Apfelsaft mit Fencheltee 1 : 1 gemischt, Dinkelbier, gelöschter Wein – zum Essen trinken.

Kräuter, die den Darm reinigen (Karminativa)

- *Bertram:* 1–3 Messerspitzen ins Essen. »Vermindert die Fäulnis … vermehrt das gute Blut, reinigt den Intellekt, bringt einem heruntergekommenen Kranken wieder Kräfte, läßt im Menschen nichts unverdaut, bereitet gute Verdauung, leitet schlechte Säfte aus, gibt Gesundheit zurück.« Bertram ist das Universalgewürz bei Pilzinfektionen.
- *Bachminze:* 1–3 Messerspitzen in Soßen, Suppen, Gemüsen und Fleischgerichten. »Wer vom vielen Essen und Trinken einen verfetteten Magen und Darm hat, esse oft

Bachminze roh oder im Essen, weil es die Dämpfigkeit mindert.«

- *Griechenklee (Bockshornklee):* 1 Teelöffel in einer Tasse Wein 1 Minute kurz aufwallen lassen, 1–3mal täglich nach dem Essen. Dieser Wein hilft gegen Verschleimung, Appetitlosigkeit, Schwäche, Abmagerung und Pilzinfektion. Die Griechenklee-Pulvermischung entlastet das Herz und wird bei der sogenannten Großen Herzkur eingesetzt. Sie ist auch ein gutes Darmreinigungsmittel. 1–3 Messerspitzen aufs Brot oder ins Essen.
- *Krauseminze:* 1–3 Messerspitzen in Suppen oder Soßen. »Erwärmt den Magen, verschafft gute Verdauung.«
- *Poleiminze:* Universalgewürz bei Darminfektion. 1–3 Messerspitzen in jedes Essen. »Wenn der Magen und Darm voll Gift ist, das heißt Eiter, reinigt sie diesen und heilt ihn, hat die Kraft von 15 anderen Heilkräutern.«
- *Fenchel:* Fencheltee, Fenchelgemüse, Fencheltabletten bei Gastritis. »Wie auch immer gegessen, macht er den Menschen fröhlich, gibt eine gute Durchblutung, guten Körpergeruch und verursacht eine gute Verdauung.«
- *Quendel:* 1–3 Messerspitzen Quendelpulver in jedes Essen, besonders zur Durchblutung der Haut. »Das Körperfleisch wird innerlich gereinigt und geheilt.«
- *Melde:* Als Spinat gekocht. »Bewirkt eine gute Verdauung gegen Skrofulose (Akne, Furunkulose).«
- *Beifuß:* Als Spinat gekocht. »Heilt die kranken Eingeweide, wärmt den kranken Magen, nimmt die Fäulnis von Diätfehlern heraus.«
- *Rainfarn:* 1–3 Messerspitzen Rainfarnpulver oder frische Rainfarnkräuter (immer mitkochen!). »Gekocht in Dinkelgrießsuppe, macht den Magen leicht, bereitet gute Verdauung bei Magendrücken nach Diätfehlern.«

- *Salbei:* Als Salbeitee oder Salbeikräuter 1–3 Messerspitzen mitkochen. »Reinigt alle üblen Säfte. Roh oder gekocht ins Essen.«
- *Ysop:* 1–3 Messerspitzen gekocht in alle Speisen. »Räumt mit dem stinkenden Schaum der Säfte auf.«
- *Brennessel:* Als Spinat gekocht. »Reinigt den Magen, nimmt den üblen Schleim.«
- *Knoblauch:* 1–2 Zehen pro Tag als Antipilzmittel.
- *Rettich:* »Reinigt das Gehirn und vermindert die schädlichen Säfte der Eingeweide. Reinigt innerlich die dicken Menschen.«
- *Bachbunge:* Als Spinat mit Butter gekocht. Bei Bauchschmerzen und Bauchkrämpfen und blutenden Hämorrhoiden hervorragend geeignet.

Was Sie bei Pilzinfektionen vermeiden sollten

- *Zucker und Süßwaren:* Hefepilze wachsen nicht ohne Zucker! Daher den Konsum von Trauben-, Frucht- und Rübenzucker stark einschränken! Auf Schokolade, süßes Gebäck, Torten, Bonbons, Cola, Limonade und süße Weine verzichten
- *Weizenweißmehlprodukte:* Weißbrot, Semmeln, Teigwaren, Kuchen, Torten aus Weizenweißmehl verschleimen den Darm
- *Küchengifte:* Auf Erdbeeren, Pfirsiche, Zwetschgen, Lauch und Porree verzichten. Sie belasten den Körper.
- *Rohkostverbot:* Frischkornbrei, Müsli, gekeimte Sprossen, Grünkern oder Keimlinge vom Speisezettel streichen.

Erkrankungen der Bauchspeicheldrüse und Zuckerkrankheit

Zu den Verdauungsorganen, die Hildegard *Viscera* nennt, gehören die Bauchspeicheldrüse (Pankreas) sowie die Leber mit der Gallenblase. Sie alle helfen bei der Verdauung und Zerlegung der Nahrung in körpereigene Bausteine.
Die Bauspeicheldrüse liegt hinter dem Magen und produziert pro Tag ca. 1 bis $1^1/_2$ Liter Verdauungssaft:

- Pankreas-Lipase zur Spaltung von Fett in Glycerin und Fettsäuren
- Proteasen zur Spaltung von Eiweiß in Aminosäuren
- Amylase zur Spaltung von Kohlenhydraten in Glucose

Bei der Bauchspeicheldrüsen-Schwäche fehlen diese Enzyme und können durch pflanzliche Enzyme aus Papaya oder Ananas ersetzt werden, zum Beispiel Enzymapain (Fa. Jura).
Außerdem produziert die Bauchspeicheldrüse in den sogenannten Betazellen der Langerhans-Inseln das Hormon Insulin. Dieses Hormon ist dafür verantwortlich, daß die Glucose in die Körperzellen gelangt, um hier als Energie im Stoffwechsel wirksam zu werden. Ohne Insulin öffnen sich die Zellen nicht und verhungern, obwohl genügend Glucose im Blut vorhanden ist. Der Körper verliert seine Hauptenergiequelle und wird zuckerkrank. Diese Krankheit trägt den lateinischen Namen *Diabetes mellitus,* wobei *mellitus* soviel wie »mit Honig versüßt« bedeutet. Diabetes ist vom griechischen Wort *diabainein* (= hindurchfallen) hergeleitet – wegen des häufigen Harnträufelns, das mit dieser Störung verbunden ist.

Harnträufeln

Hildegard schreibt in ihrem medizinischen Lehrbuch:
»Vom Harnträufeln (Inkontinenz): Ein Mensch, der den Harn nicht halten kann, hat einen kalten Magen und eine kalte Blase, so daß er das Getränk nicht genügend durchkochen kann. Bevor es in ihm gekocht ist, fließt es wie lauwarmes Wasser ab, wie wenn Wasser zum Feuer gegossen wird und eben absiedet, bevor es kochen kann. Genauso verhält es sich bei kleinen Kindern, die den Harn nicht zurückhalten können, weil weder ihr Magen noch ihre Blase ihre völlig Wärme besitzen, sondern kalt sind (schlecht durchblutet).«
Diese Durchblutungsstörungen der Blase, wie sie bei der Zuckerkrankheit, aber auch bei der Blasenentzündung auftreten, lassen sich nach Hildegard mit warmem Wein, Weinessig und Salbeitee kurieren:
»Wenn jemand wegen der Kälte seines Magens den Harn nicht zurückhalten kann, soll er oftmals aufgekochten Wein trinken, alle seine Speisen mit Essig mischen und häufig, wie er es irgend vermag, Essig trinken. Auf diese Weise wird er im Magen und in der Blase warm werden, denn die Wärme des Weines, am Feuer gemildert und so im Getränk aufgenommen, erwärmt Magen und Blase und hält den Harn bis zur richtigen Verdauung zurück, so daß sie ihm die richtige Verdauung und Wärme liefert.«

◆ *Rezept: gelöschter Wein*
1 Glas trockenen Wein 1 Minute kräftig aufkochen, bis es Blasen gibt, mit einer halben Tasse Wasser ablöschen und warm schluckweise trinken

◆ *Rezept: Weinessig*
Großzügig in der Küche verwenden, eventuell 1 Eßlöffel in 1 Tasse Fencheltee (abends)

◆ *Rezept: Salbeitee*
1 TL Salbeiblätter
1/4 l Wasser
1 Minute kräftig aufkochen, absieben, warm schluckweise trinken

Gangrän

In der letzten Zeit ist die Zahl der Zuckerkranken dramatisch angestiegen. Allein in Deutschland leiden bereits fünf Prozent der Menschen an Diabetes. Das sind knapp vier Millionen Deutsche. Neunzig Prozent von ihnen sind älter als vierzig Jahre und verderben sich durch eine falsche Ernährungs- und Lebensweise ihren Lebensabend.
Auch hier kann eine sofortige strenge Diät mit Dinkel, Obst und Gemüse Abhilfe bringen. Ja sogar der gefürchteten Amputation zur Beseitigung von lebensgefährlichen Geschwüren (Gangrän) kann man durch Hildegards Hilfe entgehen. Wir haben durch Anwendung mit dem Dachsfell mehrere Diabetikerbeine wieder so gut zur Durchblutung gebracht, daß die Patienten nicht amputiert werden mußten. Man kann sich kaum vorstellen, wieviel Leid und Not älteren Patienten durch diese einfache Maßnahme erspart worden ist.

Fallbeispiele

➾ Die Patientin litt jahrelang unter hohem Blutdruck und sehr hohen Blutzuckerwerten von 200 bis 300 mg/dl. Die bis dahin erfolgte Behandlung durch den Hausarzt und einen Diabetikerarzt führte aufgrund viel zu hoher Insulinverordnungen (zwischen 20 und 40 Einheiten täglich) regelmäßig zu ernsten Unterzuckerungszuständen mit starkem Schweißausbruch, Zittern und Ohnmacht.

Durch die ständigen Blutzuckerschwankungen stellten sich folgende Spätschäden ein: 1. Beeinträchtigungen der Sehkraft, wodurch mehrmalige Laser-Behandlungen notwendig wurden. 2. Schmerzen in beiden Armen. 3. Taubheitsgefühl in beiden Beinen, aufwärts bis zu den Waden. Nach Aussage des Hausarztes sollten beide Beine amputiert werden, sofern stärkere Schmerzen aufträten.

Daraufhin wandte sich die Frau an einen Krankengymnasten, der eine langwierige Lymphdrainage und Bauchtiefendrainage sowie Bewegungsübungen durchführte. Nach zwei Jahren ließ schließlich das Taubheitsgefühl nach. Um einen Rückfall zu vermeiden, wurden regelmäßig Lymphdrainagen und Bewegungsübungen durchgeführt. Durch die regelmäßige Einnahme von Blutdrucksenkern (Briserin, Bayotensin, Natrilix) über einen Zeitraum von 18 Jahren traten so starke Schmerzen an beiden Armen auf, daß sich die Patientin nur noch unter Schmerzen bewegen konnte. Ihr Augenarzt verordnete Dexium, um die diabetisch bedingten Blutungen zum Stillstand zu bringen. Erst nach einer längeren Behandlung durch die Hildegard-Heilmittel, insbesondere durch den jährlichen hildegardischen Aderlaß, die konsequente Umstellung auf Dinkelernährung sowie diverse Hildegard-Kuren mit Wermut- und Hirschzungentrank trat eine dauerhafte Normalisierung ein. Die Zuckerwerte haben sich wesentlich verbessert (130 bis 160), die Sehkraft konnte erhalten bleiben, der Blutdruck ist noch etwas hoch, muß aber nicht mehr mit Blutdrucksenkern behandelt werden, und die Schmerzen in den Armen sind zurückgegangen.

➻ Zwei Patienten standen vor der Amputation des Fußes wegen drohendem Gangrän.

In einem Fall war der Fuß kalt, blau und der Puls nicht mehr tastbar. Nach einem halben Tag Herumlaufen in Dachsfellschuhen normalisierte sich bereits die Durchblutung, der Fuß wurde wieder warm und der Puls tastbar.

In einem anderen Fall – der Patient hatte bereits einen Fuß wegen Durchblutungsstörungen amputieren lassen – wäre der Patient nach einer weiteren Amputation mit Sicherheit im Rollstuhl gelandet. Die Dachsfellschuhe brachten wieder »Leben ins Bein«, so daß die Amputation nicht mehr durchgeführt werden mußte.

Schmerzen im Bereich der Bauchspeicheldrüse

Frische Wegerichblätter

Indikation: Bauchspeicheldrüsen-Entzündungen, stechende Schmerzen, Blinddarmreizung, Rheumaschmerzen

»Wer von stechendem Schmerz ermüdet wird, der koche Wegerichblätter in Wasser, und wenn er das Wasser abgepreßt hat, lege er diese Blätter warm auf diese Stelle, wo es weh tut, und das Stechen weicht.«

◆ *Rezept: Wegerichblätter*

1 Handvoll Wegerichblätter (eventuell auch getrocknete Blätter) in 500 ml Wasser zwei Minuten aufkochen, absie-

ben und als Kompresse warm eine Stunde über dem Bauchnabel auflegen.
Die stechenden Schmerzen verschwinden rasch (bereits nach dreifacher Anwendung). Besonders interessant ist die Ausheilung einer Pankreatitis nach der Anwendung mit Wegerichblätterkompressen und anschließender Nachbehandlung mit Tannensalbe (siehe S. 80f.). Dabei wird die Tannensalbe erst über dem Herzen und dann über dem Sonnengeflecht und unter dem Rippenbogen vorne, also über der Bauchspeicheldrüse einmassiert.

Fallbeispiel
➾ Die 58jährige Patientin nahm täglich 37(!) chemische Medikamente ein – wegen diverser Erkrankungen (unter anderem Gallensteine, Diabetes, Arthritis, Bluthochdruck, Würmer und Verdauungsstörungen), die zu weiteren schweren Folgekrankheiten geführt haben. Nach Aderlaß und Einsetzen von Hildegard-Heilmitteln konnten die chemischen Mittel behutsam abgesetzt werden, wodurch es zu einer erheblichen Besserung des Allgemeinzustandes kam. Durch Dinkelkörnerkost war auch eine Einnahme von Antidiabetica nicht mehr notwendig.

Therapieplan Diabetes mellitus

Eine Bauchspeicheldrüsen-Behandlung erfordert eine regelmäßige Dinkelkörnerkost. Enzymmangel kann mit Enzymapain (Jura) ausgeglichen werden. Eine Behandlung der Zuckerkrankheit ist bei Hildegard nicht beschrieben.
In leichten Fällen ist eine Behandlung durch Heilfasten möglich. Bewährt hat sich auch, Bertram zu allen Gerich-

ten mitzukochen, wodurch die Insulinproduktion angeregt wird.

In allen Fällen von Diabetes mellitus wird die Dinkelkörnerkur empfohlen, da die ganzen Körner sättigen und nähren, ohne vollständig verdaut zu werden. Dadurch werden Kalorien und Insulin gespart. Darin liegt auch eine Möglichkeit der Vorbeugung von Diabetes.

Interessant ist, daß die Patienten bei dieser Kost weder in eine Überzuckerung noch in die gefürchtete Unterzuckerung geraten, da sich die Dinkelkörner langsam im Darm auflösen – in dem Maß, wie Insulin die Kohlenhydrate in den Stoffwechsel überführen kann.

Dinkelkur – Basisdiät

morgens: Dinkelhabermus mit ein bis zwei Eßlöffel butterweich gekochten Dinkelkörnern, Dinkelkaffee

mittags: Dinkelgrießsuppe mit Gemüse, Dinkelkernottogericht indischer Art, Kopfsalat mit Dinkelkörnern, Quittenkompott

Zwischenmahlzeit: Dinkelzwieback, Fencheltee

abends: Dinkelschrotsuppe mit Gemüse

Bei Diabetes sind zu meiden:

- fettes Fleisch, Wurst, Speck, Schweinefleisch, geräuchertes, gepökeltes Fleisch, Fleischkonserven
- geräucherte Fische, Ölsardinen, Aal, Bückling, Fischkonserven
- Rohr- oder Rübenzucker, Traubenzucker, Schokolade, Eis, Süßspeisen, Konfitüre, Marmelade
- gehärtete Fette, Margarine, Braten- und Backfett
- Auszugsmehlprodukte, Weißmehl, Backwaren

- Bohnenkaffee, Alkohol, Nikotin
- gesüßte Obstsäfte, Cola, normales Bier, zuckerreiche Südweine, Schnaps und Spirituosen
- Küchengifte: Erdbeeren, Pfirsiche, Pflaumen, Lauch, Porree
- Rohkost
- zu heißes oder zu kaltes Essen, zu süße oder zu saure Speisen.

Die Leber – Werkstatt des Lebens

Die Leberkrankheiten sind oft eine Folge von maßlosem Essen und Trinken oder Lebergiften wie Alkohol, Nikotin, chemischen Arzneimitteln, Umweltgiften oder Parasiten sowie von Virusinfektionen. Inzwischen kennt man schon fünf verschiedene Leberentzündungen, die durch Viren ausgelöst werden, und täglich werden es mehr. Die Ansteckungsgefahr ist größer als bei AIDS. Besonders gefährdet sind Kinder.

Leberentzündung

- *Hepatitis A:* wird meist durch verseuchtes Trinkwasser oder durch Lebensmittel übertragen, die mit Fäkalien in Berührung gekommen sind. Sie tritt häufig bei Kindern der sogenannten Entwicklungsländer auf, aber auch bei Touristen, die in Länder mit niedrigem hygienischem Standard reisen. Die auftretenden Symptome ähneln zunächst denen einer Virusgrippe mit Müdigkeit, Erbrechen, Schwindel, Leberschmerzen, dunklem Urin, hellem Stuhl und Fieber. Die Leberenzymwerte sind erhöht, die meisten Menschen erholen sich nach sechs Monaten ohne weitere Komplikationen. Nur bei Alkoholikern oder anderen Personen, die starken Giftstoffen ausgesetzt sind, kann die Hepatitis in eine Leberzirrhose oder Fettleber übergehen.
- *Hepatitis B:* früher Serumhepatitis, sie ist die häufigste

Infektion mit weltweit 300 Millionen Kranken. Diese Virusinfektion ist ansteckender als AIDS und wird durch infiziertes Blut und andere Körperflüssigkeiten wie Muttermilch, Tränen, Speichel, Samen, Vaginalsekret oder über offene Wunden übertragen. Besonders betroffen sind sexuell aktive Teenager mit wechselnden Geschlechtspartnern, Säuglinge von infizierten Müttern oder Personen im Pflegebereich, die mit Blutproben hantieren. Die Anfangssymptome sind ebenfalls ähnlich wie bei der Virusgrippe mit Appetitverlust, Übelkeit und Brechreiz, Fieber, Schwäche, Bauchschmerzen, dunklem Urin, hellem Stuhl und Gelbsucht. 90 Prozent aller Betroffenen erholen sich nach einigen Monaten und besiegen das Virus durch ein starkes Immunsystem. Das Virus verkapselt sich zu Sporen und kann ein Leben lang im Blut nachgewiesen werden. Hepatitis-B-Träger sind meist Kinder, die sich im Alter unter fünf Jahren infiziert haben. Obwohl sie selber keine Symptome zeigen, sind sie in der Lage, dieses Virus auf andere zu übertragen. Bei einem schwachen Immunsystem kann die Infektion wieder aufflackern. Bei einer chronischen Infektion können die Viren die Leberzellen derartig schädigen, daß die Infektion in eine Zirrhose übergeht. Eine chronische Leberinfektion kann auf Dauer auch in Leberkrebs ausarten.

- *Hepatitis C* (früher bekannt als Non-A-Non-B-Hepatitis): Dieses Virus ist ein Überlebenskünstler, mehr noch: ein Verwandlungskünstler, wobei das Virus in 21 verschiedenen Variationen auftreten kann. Mehr als 80 Prozent aller Infizierten werden lebenslang eine chronische Leberentzündung davontragen. Die Infektion wird durch Bluttransfusion weitergegeben, aber auch durch verseuchte Instrumente oder Nadeln beim Tätowieren oder Body-Piercing. Die Infektion schreitet im Laufe des Lebens voran und geht in den meisten Fällen in eine Leberzirrhose oder einen Leberkrebs über. Fast alle durch Hepatitis C ausgelöste Leberkrebse zeigen eine vernarbte Leber. Neben den grippeähnlichen Symptomen treten Depressionen, Kopfschmerzen, Appetitverlust und Übelkeit auf. Im Blut sind lebenslang Hepatitis-C-Antikörper meßbar, und die Leberwerte sind erhöht. Durch ein starkes Immunsystem verkapseln sich die Viren und können so in Schach gehalten werden. Viele Alkoholiker haben Hepatitis-C-Viren.

- *Hepatitis D* (früher delta-Hepatitis genannt): tritt bei Drogensüchtigen auf, die mit verseuchten Nadeln spritzen. Meistens ist diese Infektion vom Hepatitis-B-Virus begleitet. Die Symptome ähneln denen einer Virusinfektion.
- *Hepatitis E* (früher epidemische Non-A-Non-B-Hepatitis genannt): Diese Infektion tritt durch Viren auf, die man sich beim Baden im Indischen Ozean zuziehen kann. Die Symptome ähneln ebenfalls denen der anderen Hepatitis-Infektionen.
- *Hepatitis G:* Dieses neue Virus wurde bei Patienten entdeckt, die keine der oben beschriebenen Virusinfektionen hatten, aber eine chronische Hepatitis infolge einer Immunschwäche entwickelten.

Der beste Schutz vor einer Virusinfektion der Leber besteht in einem starken Immunsystem in Verbindung mit einer optimalen Ernährung.

Therapieplan Leberentzündung

1. Wasserlinsentrank
2. Gesundheitskost mit Dinkel, Edelkastanien, Obst und Gemüse
3. Hildegardischer Aderlaß
4. Psychotherapie nach Hildegard von Bingen
5. Edelkastanien-Honig

Fallbeispiel

➾ Mit 43 Jahren erlitt der Patient 1979 eine Hepatitis A durch Impfschaden. Erst ein Jahr später diagnostizierte man Fettleber und Leberzirrhose. Weitere Infektionen zwischen 1982 und 1992 im Ausland und Depressionen. 1993 wurde der Patient zu 60 Prozent erwerbsunfähig erklärt und bekam einen Schwerbehindertenausweis.
Zuflucht zur Naturmedizin der hl. Hildegard mit täglicher Einnahme von Edelkastanienhonig und Kastanienmehlsuppe von Januar bis April 1994. Danach waren die Leberwerte wieder normal wie vor 15 Jahren.

Leberzirrhose

Hildegard schreibt, daß die Leber besonders durch maßloses Essen geschädigt wird:
»Hat nun einer von ihnen die Speisen maßlos und ohne Auswahl aufgenommen, dann wird durch die mannigfaltigen Säfte dieser Speisen seine Leber geschädigt und verhärtet, so daß ihr heilsamer Saft, den sie in alle Glieder und Gelenke und in die Eingeweide senden müßte, durch die verschiedenen und schädlichen Säfte verdorben, und so zuweilen das Fleisch dieser Menschen irgendwo an den Glie-

dern zu einer Geschwulst umgestaltet, auch irgendein Glied so geschädigt, daß er auf ihm hinkt.«
In der hildegardischen Diagnose werden Tumorleiden und auch (Gelenk-)Arthrose als Folge einer falschen Ernährung gesehen. Das heißt, bei all diesen Grundleiden muß die Leber sowohl entgiftet als auch mitbehandelt werden. Hildegard beschreibt in ihrem medizinischen Lehrbuch eine Kur mit Huflattich, Wegerich und Birnenmistel, die wegen der Knappheit von Birnenmisteln und aufgrund von Herstellungsproblemen bisher nicht angewendet werden konnte. Dafür gibt es aber andere Maßnahmen, die in solchen Fällen helfen, zum Beispiel den Maulbeertrank oder eine Diät mit Weinessig und gebeiztem Schinkensandwich.

Maulbeertrank

»Auch kann der so Leidende öfter Maulbeertrank trinken, weil der Schmerz der Leber in vielen Fällen von zu großem Blutreichtum herrührt, den die Wärme und der Saft der Maulbeeren, der dem Blut artverwandt ist, beruhigen.«

◆ *Rezept: Maulbeertrank*
1 l Wein
3 EL Maulbeeren
2 EL Weinessig
100–150 g Honig
Fünf Minuten kräftig aufkochen, absieben und abfüllen.
Anwendung: Maulbeerwein ist eine Delikatesse. Man kann dreimal täglich 1 Likörglas nach dem Essen nehmen.

Weinessig und Schinkensandwich

»Auch sollen die Speisen mit Weinessig angemacht werden, weil sich durch die Wärme und die Schärfe des Essigs die

Leber zusammenzieht. Er kann sogar Weizenvollkornbrot essen mit einem in Wein gebeizten Schinken. Da sich durch diese Mittel die Leber zusammenzieht, so daß sie nicht mehr anschwillt. Den Wein, mit dem man den Schinken gebeizt hat, darf man nicht mehr trinken, weil er die schädlichen Säfte angezogen hat.«

◆ *Rezept: Schinkensandwich*
Schinken eine halbe Stunde vor dem Essen mit Rotwein übergießen und darin liegen lassen. Herausnehmen (Wein wegschütten) und mit Weizenvollkorn- oder Dinkelbrötchen zum Frühstück essen.

Leberleiden, erhöhte Leberenzyme

Edelkastanienhonig
»Die Edelkastanie ist nützlich gegen alle inneren Erkrankungen im Menschen ... Wer an der Leber leidet, zermahle Edelkastanien zu Mehl, mische sie unter Honig und esse sie oft, und die Leber wird geheilt.«

◆ *Rezept: Edelkastanienhonig*
3 EL Edelkastanienmehl
100 g abgeschäumter Honig
Beides miteinander vermischen und zweimal täglich 1 Teelöffel vormittags und nachmittags pur, auf Brot oder in Dinkelkaffee zu sich nehmen.

Edelkastanien haben sich als Stärkungsmittel und Leberreinigungsmittel bei allen inneren Krankheiten bewährt, ob es sich um Leberzirrhose, Leberkrebs, Abwehrschwäche,

Diabetes oder sogar um AIDS handelt, wo man täglich Edelkastanienhonig oder gekochte Edelkastanien als Beilage zum Essen einsetzen kann. Edelkastanien helfen auch bei Vergeßlichkeit und Konzentrationsschwäche, weil sie – wie Hildegard schreibt – »das leere Gehirn wieder auffüllen«.

Hirschzungentrank

Indikation: Leber- und Eingeweideleiden, Eierstock- und Unterleibsleiden, Störungen der Bauchspeicheldrüse sowie der Hormonregulation

»Hirschzungenfarn nützt der Leber und der Lunge und bei Eingeweideleiden. Nimm daher Hirschzungenfarn, koche ihn stark in Wein. Dann füge Honig hinzu, und koche es zum zweiten Mal auf, gebe gepulverten langen Pfeffer und die doppelte Menge Zimt dazu, und laß mit diesem Pulver zusammen den Wein ein drittes Mal aufkochen. Nach Absieben und Abfüllen entsteht ein Klartrank, der oft (täglich) vor und nach dem Essen eingenommen werden soll. Es hilft der Leber, reinigt die Lunge, heilt die Eingeweideleiden und beseitigt innere Eiterungen (Fäulnis und Verschleimung).«

◆ *Rezept: Hirschzungentrank*

6 g Hirschzungenfarnpulver
100 g abgeschäumter Honig
20 g Zimtrinde
5 g langer Pfeffer
1 l Weißwein

Hirschzungenfarn in Wein kochen, Honig hinzufügen, ein zweites Mal aufkochen, mit Pfeffer und Zimt ein drittes Mal aufkochen, absieben.

Anwendung: Kurmäßig in der ersten Woche dreimal täglich ein Likörglas nach dem Essen, anschließend für sechs bis acht Wochen vor und nach dem Essen einnehmen. Der Hirschzungenfarntrank ist ein universelles Leberheilmittel und kann auch chronische Lungenleiden ausheilen.

Ysoptrank

Indikation: Große Leberkur, Lungen-Leber-Syndrom, insbesondere bei Belastung der Leber durch Umweltgifte und dadurch bedingte Durchschlafstörungen

Viele Patienten mit schadstoffbedingten Vergiftungserscheinungen, zum Beispiel durch Amalgam, Kadmium, Blei, Paladium, Pestizide und andere mehr, haben massive Probleme beim Einschlafen und Durchschlafen. Neben organischen Belastungen leiden diese Menschen oft unter Kraftlosigkeit, die durch einen ständigen Schlafmangel bedingt ist. Der Ysoptrank zeigte bei durch Umweltgift verursachter Schlaflosigkeit besonders gute Wirksamkeit. Möglicherweise spielt hier die besondere Herstellung und Reinigung des Heilmittels durch das Element Erde eine Rolle.

»Wenn jemand an der Leber oder an der Lunge leidet, der nehme Süßholz (Lakritz) und mehr als Süßholz Zimt(rinde), und Ysop(kraut) mehr als die beiden zusammen, und Fenchel(kraut/samen) noch mehr als alle drei (zusammen), und koche das äußerst stark in einem frischen Gefäß unter Beigabe von reichlich Honig, damit nichts Bitteres mehr in (diesen Kräutern) vorhanden sei. Dann vergrabe es im Winter neun Tage und ebenso viele Nächte unter der Erde oder, wenn es Sommer ist, für fünf Tage und Nächte. Siebe es zu einem Klartrank und trinke es. Bei starkem Leber- oder Lungenleiden täglich für neun Tage morgens nach

dem Frühstück ein wenig und nachts vor dem Schlafengehen reichlich. Bei schwachen Leiden genügt die Einnahme an drei Tagen, und er wird geheilt – *nisi Deus nolit* (oder Gott will nicht).«
Wir haben es bei diesem Mittel um eine zusätzliche Elementenreinigung mit Erde zu tun. Daher die Einlagerung von Ysoptrank in Steinkrügen unter der Erde.

◆ *Rezept: Ysop-Elixier*
10 g Süßholz
20 g Zimt
40 g Ysop
50 g Fenchel
150 g Honig
2 l Wasser oder Wein
Die Kräutermischung fünf Minuten lang kräftig abkochen, absieben und in Steinkrügen unter der Erde – wie beschrieben – aufbewahren.
Anwendung: Man nimmt neun Tage lang ein Likörglas nach dem Frühstück und vor dem Zubettgehen ein.

Leberleiden durch Trauer, Depressionen und Magenschmerzen

Die Leber kann besonders unter der Schwarzgalle leiden, wodurch Depressionen entstehen, wobei man nicht weiß, ob die Depressionen durch das Leberleiden oder das Leberleiden durch die Depressionen entsteht. In jedem Fall spielt auch das Wetter als Krankheitsursache eine Rolle.
»Es gibt Menschen, die bei abnehmendem Mond und unter den Stürmen einer wechselnden Witterung empfangen

werden. Einige von ihnen sind immer traurig und haben ein unruhiges Wesen. Wegen ihrer Traurigkeit wird ihre Leber geschwächt und von zahlreichen winzigen Löchern durchbohrt, wie ein Käse, der viele und kleine Löcher hat. Daher essen solche Leute nicht viel und haben keinen Spaß an Essen und Trinken. Weil sie so wenig essen und trinken, wird ihre Leber morsch wie ein Schwamm und schrumpft ein.«
Wir haben es bei dieser Diagnose mit einer Leberatrophie, also mit einer Leberschrumpfung zu tun.

Ysop-Hühnchen und -Wein

»Wenn die Leber des Menschen vor Traurigkeit krank wird, so koche, bevor die Krankheit überhandnimmt, ein junges Hühnchen mit Ysop, und esse sowohl den Ysop als auch dies Hühnchen oft ... Er esse aber auch häufig in Wein eingelegten Ysop, weil Ysop ihm nützlicher ist bei dieser Krankheit.«
Hildegard beschreibt hier den Zusammenhang zwischen einem Magen-Darm-Leiden und der Leber, die durch eine falsche Magen-Darm-Behandlung geschädigt wird und auch Depressionen auslöst. Bei derartigen Erkrankungen soll man:

- fünf Tage lang Galgant-Bertram-Pfeffer-Wein trinken
- weitere fünf Tage eine Weizen-Eidotter-Suppe essen
- Muskatellersalbeitrank bis zur Besserung trinken
- in Wein eingelegten Ysop zu sich nehmen

Wichtig ist der Hinweis, daß Magengeschwüre durch fette, besonders durch in Öl gebackene Speisen entstehen können und daher die Suppe nicht mit Fett oder Öl, sondern mit Eidotter, das heißt Lecithin und Cholesterin, zubereitet

werden sollte, weil Öl oder Margarine den Magen verschleimen und Olivenöl ihn geschwürig macht.
Die Leber wird von Hildegard als Ausgangsorgan für viele Krankheiten angesehen, die sich durch eine Anzahl von unangenehmen Symptomen bemerkbar machen, zum Beispiel Kopfschmerzen, Augen- und Sehstörungen als Folge einer Leberzirrhose oder Ekzeme, Psoriasis und Akne. Gehörschaden, Kurzatmigkeit, Atemnot und Husten können durch einen Lunge-Leber-Stau entstehen, und sogar Migräne, Depressionen und Psychosen können die Folge von Lebererkrankungen sein. Alle diese Krankheiten müssen durch eine Lebertherapie mitbehandelt werden.

Leberreinigung bei Vergiftung

»Wenn jemand etwas Giftiges gegessen hat oder ihm Gift eingegeben worden ist, der koche Ringelblume in Wasser und lege diese gekochten Kräuter nach Abpressen des Wassers warm über seinen Magen, und es löst das Gift, so daß es ausgeschieden werden kann.
Denn die frische und die starke Grünkraft der Ringelblume bringt das Gift zur Auflösung. Doch mache dieser Mensch auch sogleich einen guten Wein warm und lege hinreichend von den Ringelblumen hinein und mache damit nochmals warm. Denn weil er Gift eingenommen hat, soll er diesen Wein lauwarm trinken, und es jagt das Gift entweder durch die Nase schäumend aus, oder er entledigt sich seiner durch Schaum vor dem Mund. Denn die guten Kräfte dieser Pflanze, wohl abgestimmt mit der Weinwärme, treiben das Gift durch Erbrechen wieder heraus.«

◆ *Rezept: Ringelblumentee/Ringelblumenwein*
1 EL Ringelblumenblütenblätter in $^1/_4$ l Wasser eine Minute kräftig abkochen, Kräuter auf den Bauchnabel als Kompresse für eine halbe Stunde warm aufbinden und den Ringelblumentee warm schluckweise trinken. Anschließend die Behandlung mit $^1/_4$ Liter Wein wiederholen.

Leberreinigung durch Lavendelwein
»Wer Lavendel mit Wein oder – wenn er keinen Wein hat – mit Honig und Wasser kocht und so lauwarm trinkt, der mildert den Schmerz in der Leber und in der Lunge und die Dämpfigkeit in seiner Brust (Lungenstau), und der Lavendelwein bereitet ihm reines Wissen und reinen Verstand.«
Auch hier haben wir es wieder mit einer Diagnose zu tun, bei der ein Zusammenhang zwischen Gehirn und Leber hergestellt wird.

◆ *Rezept: Lavendelwein*
3 EL Lavendel (am besten Speik-Lavendel) in 1 l Wasser oder Wein drei Minuten kräftig aufkochen.
Anwendung: Ein bis drei Monate lang dreimal täglich ein bis zwei Likörgläser einnehmen.

Jeden Tag kann man seine Leber durch süße Mandeln (fünf bis zehn Mandelkerne täglich) stabilisieren:
»Aber wer ein leeres Gehirn hat und eine schlechte Gesichtsfarbe und daher Kopfweh, der esse oft die Mandelfrüchte, und es füllt sein Gehirn und gibt ihm die richtige Farbe. Auch wer lungenkrank ist und einen Leberschaden hat, (Mandeln) roh oder gekocht, sie bringen der Lunge Kräfte, weil sie den Menschen in keiner Weise belasten oder austrocknen, sondern ihn stärken.«

Fallbeispiele

➾ Die Patientin, 62 Jahre alt, hatte abends Lamm mit gebratenen Pilzen gegessen. Am nächsten Tag wachte sie schweißgebadet mit Schwindel, Erbrechen und Übelkeit auf. Drei Tage lang war ihr sterbenselend. Es kam nur noch grüne Galle und schließlich nur noch Wasser. Dann erinnerte sie sich in ihrer Not an die Ringelblumenanwendung. Bald nach der Einnahme des Ringelblumenweines schied der Körper das Gift hinten und vorne wieder heraus. Die Patientin war durch die Vergiftung so geschwächt, daß sie anschließend durch die Anwendung von Lattich-Pulvermischung und Rosenlakritz wieder neue Kräfte sammeln mußte.

➾ Die 16jährigen Zwillingsschwestern hatten sich mit ihrem Schulfreund Fischstäbchen zu Mittag gemacht. Doch war eine der Packungen diverse Male aufgetaut und wieder eingefroren worden. Nach kurzer Zeit traten bei dem einen Mädchen starke Krämpfe, Gleichgewichts- und Sehstörungen auf. Die Haut wurde krebsrot und warf nach Kratzen Blasen. Der andere Zwilling erwärmte den von der Mutter bei anderer Gelegenheit gekochten Ringelblumenwein und gab ihn der Schwester zu trinken. Danach kaute diese noch Galgantwurzeln. Nach Aussage der Mädchen war der ganze Spuk innerhalb von 40 Minuten wie weggeblasen.

Galle und Schwarzgalle

Schwarzgalle und Autoaggressionskrankheiten

»Wo aber die Seele des Menschen für sich und ihren Leib etwas Schädliches spürt, ziehen sich das Herz, die Leber und die Blutgefäße zusammen. Dabei entsteht am Herzen quasi ein Nebel und verdunkelt das Herz so, daß der Mensch traurig wird. Nach der Traurigkeit erhebt sich der Zorn. Wenn nämlich der Mensch zudem noch etwas sieht, hört oder erfährt, woher die Traurigkeit stammt, dann erzeugt dieser Traurigkeitsnebel, der sein Herz befallen hat, einen warmen Rauch in allen Säften um die Galle herum, bringt die Galle zum Überfließen, und so entsteht aus der Gallensäure der stillschweigende Zorn (die Bitterkeit). Läßt der Mensch den Zorn nicht zum Ausbruch kommen, sondern findet sich stillschweigend damit ab, dann beruhigt sich die Galle wieder. Hat aber der Zorn nicht aufgehört, dann greift jenes Gas auf die Schwarzgalle über, reizt sie, und sie sendet einen ganz schwarzen Nebel aus.
Dieser zieht zur Galle und quetscht aus ihr einen äußerst bitteren Rauch. Dieser zieht zum Gehirn, so daß er zuerst im Gehirn verrückt wird, zieht anschließend zum Darm herunter und zerstört dort die Blutgefäße und Eingeweide und läßt den Menschen völlig verrückt werden. So vergißt sich der Mensch, und der Zorn bricht aus ... Und durch den Zorn verfällt der Mensch in große Krankheiten, so daß Galle und Schwarzgalle den Menschen manchmal krank machen.«

Die Melancholie muß im Menschen durch die sogenannten Antimelancholika beseitigt werden, wenn die Schwarzgalle nicht noch mehr Schaden anrichten soll. Die Hildegard-Heilmittel sind in der Lage, Schwarzgalle (Gallensäure) zu neutralisieren. Dazu helfen der Dinkel mit seinem basischen Mineralienreichtum, der Fenchel durch seine darmreinigenden Eigenschaften, der gelöschte Wein durch seine beruhigende Wirkung auf das Nervensystem oder – wenn alle Stricke reißen – ein hildegardischer Aderlaß. Vor allem aber hilft ein gut zubereitetes Hildegard-Essen, denn:
»In jedem Menschen, bei dem die Galle stärker ist als die Schwarzgalle, wird der Zorn leicht gebändigt. Ist aber die Schwarzgalle stärker als die Galle, neigt der Mensch zum Zorn. Wie aus einem guten Wein starker, saurer Essig wird, so nimmt die Gallensäure bei guten, wohlschmeckenden Speisen zu, bei schlechten nimmt sie ab. Der Schwarzgallenstoff dagegen nimmt bei guten, wohlschmeckenden Speisen ab. Bei schlechten, bitter schmeckenden, unsauberen und schlecht zubereiteten Speisen sowie durch verschiedene krankmachende Säfte von schweren Krankheiten steigt die Konzentration der Schwarzgalle wieder an.«

Gelöschter Wein

Indikation: Antimelancholikum, stärkstes Mittel gegen Stimmungsschwankungen, Depressionen, Streß, Schlafstörungen, Distanzmittel bei Aufregung
»Wenn irgendein Mensch zum Zorn oder zur Trauer bewegt wird, soll er rasch Wein auf dem Feuer warm machen, ihn mit wenig kaltem Wasser mischen und ihn trinken. So wird der Rauch der Schwarzgalle, der in ihm zum Ausbruch des Zornes sich erhoben hat, in Schranken gehalten.«

◆ *Rezept: Gelöschter Wein*

250 ml Weiß- oder Rotwein
20 ml Wasser

Wein bis zur Blasenbildung kräftig aufkochen, eine Minute kochen lassen, mit kaltem Wasser löschen und warm schluckweise trinken.

Anwendung: Dieses Mittel hat sich zur Streßbeseitigung bestens bewährt. An Tagen mit starken Stimmungsschwankungen oder Depressionen kann man bis zu einem Liter in der Thermosflasche aufbewahren und über den Tag verteilt schluckweise trinken. Da bei der Herstellung der Alkohol verkocht wird, hat sich der gelöschte Wein auch in der Entwöhnungstherapie bestens bewährt.

Gelbsucht

Aloepulver

»Wer Gelbsucht hat, lege Aloe in kaltes Wasser und trinke jenes (Wasser) morgens und wenn er schlafen geht. Er mache das dreimal oder viermal, und er wird geheilt.« (PL 1196 C)

◆ *Rezept: Aloewasser*

3–4 Päckchen grobkörniges Aloepulver à 0,5 g
Wasser

Man schüttet am Abend den Inhalt des Aloepäckchens (0,5 Gramm) in ein Glas mit Wasser und gießt vorsichtig nochmals kaltes Wasser darüber, bis das Glas gut gefüllt ist. Dann läßt man es über Nacht stehen und gießt am Morgen vorsichtig, ohne den Bodensatz aufzurühren, das darüberstehende Wasser ab.

Anwendung: Davon gibt man dem Kranken jeweils die Hälfte morgens und abends zu trinken. Es muß nicht unbedingt alles Wasser getrunken werden, aber je mehr, desto besser. Das abgestandene Aloewasser sieht leicht gelbgrün aus, schmeckt bitter und wird in kleinen Schlückchen getrunken. Am folgenden Abend wird das nächste Aloepulver genauso in Wasser angesetzt und über Nacht stehengelassen. Man wiederholt das drei- bis viermal. Nach drei bis vier Tagen ist die gelbe Gesichtsfarbe verblaßt, das Hautjucken verschwunden und der Appetit zurückgekehrt. Eine schädigende Wirkung ist bei dieser Anwendung nicht zu erwarten.
Achtung: Bei Dauereinnahme führt Aloe zu Mineralienverlust, insbesondere von Calium, worunter der Herzrhythmus leiden kann. Daher dürfen Aloedrogen nicht länger als vier bis sechs Wochen hintereinander eingenommen werden. Bei Darmverschluß und in der Schwangerschaft sollte Aloe nicht eingesetzt werden. Auch bei Gallensteinen und Leberkrebs oder ähnlichen Zuständen, die zur Gelbsucht führen, ist diese Therapie nicht geeignet.

Diamantenwasser
»Wer Gelbsucht hat, lege einen Diamanten in Wein oder Wasser (24 Stunden lang) und trinke das Darüberstehende, und er wird geheilt.«
Dieses Mittel ist einfach und genial. Aloe- und Diamantenwasser bewähren sich so gut, daß wir die vielen anderen Gelbsuchtmittel aus der Hildegard-Heilkunde meist nicht mehr anwenden müssen.

Gallensteine

Steinbrechsamenwein

»Wer Gelbsucht hat, zerreibe den Steinbrechsamen in Wein und lasse ihn eine Stunde lang liegen. Er trinke das oft nach dem Essen, und die Gelbsucht in ihm wird ausgelöscht, weil diese manchmal durch ein Überfließen der Galle ausgelöst wird, und solches oftmals zur Verhärtung in Form eines Steines führen kann.«

◆ *Rezept: Steinbrechsamenwein*

10 g Steinbrechsamen, im Mörser zerstoßen

1 l Wein

Anwendung: Eine Stunde den Steinbrechsamen in Wein stehen lassen, absieben und dreimal täglich ein Likörglas nach dem Essen trinken.

Dieses Steinbrechmittel wirkt bei der Gelbsucht, die durch Gallensteine verursacht wird, da der Steinbrechsamen auch bei der Beseitigung von Gallensteinen eingesetzt wird.

Steinbrechsamenwasser

Indikation: Kleine Gallensteine (mit Gelbsucht), Blasensteine, Nierenstein

»Wenn sich irgendwo im Menschen im Magen-Darm-Trakt oder in der Harnblase im menschlichen Körper Schleim zusammenballt und hart wie ein Stein wird, dann zerstoße Steinbrechsamen in Wasser und laß dieses oft nach dem Essen – nie bei leerem Magen – trinken, und was sich in einem Menschen wie ein Stein verhärtet und absperrt, das bricht es, und jener Mensch wird geheilt.«

◆ *Rezept: Steinbrechsamenwasser*

1/2 g Steinbrechsamen, im Mörser zerstoßen
100 ml Wasser

Anwendung: Täglich eine halbe Messerspitze Steinbrechsamen in 100 ml Wasser nach dem Essen trinken.

Mit diesem Mittel kann man kleine Gallensteine beseitigen. In vielen Fällen gibt es eine Reaktion. Größere Steine kann man mit dieser Methode nicht entfernen. Hier empfiehlt sich die Hildegard-Diät und die Vermeidung von extremen Ernährungsfehlern.

Fallbeispiel

Die 64jährige Patientin leidet an den Folgen von Gallensteinen, die bei ihr oft zu Koliken, Übelkeit und Verstopfung führen. Der Radiologe kann in der Gallenblase zwei Zentimeter große, nicht schattengebende Gebilde (Konkremente) feststellen, die nach einwöchiger Einnahme von täglich ein Gramm Steinbrechsamen überhaupt keine Beschwerden mehr bereiten.

Gallenkoliken

Normalerweise bereiten Gallensteine keine Beschwerden, wenn man sie in Ruhe läßt. Bei falscher Ernährung oder durch Streß und Aufregung wird aber in der Leber so viel Gallensäure produziert, daß die Gallensteine kolikartige Schmerzen auslösen. Meistens kann man diese Gallenkoliken im Anfangsstadium auf wunderbare Weise verhüten, wenn man sofort eine Fenchel-Galgant-Tablette auf der Zunge zergehen läßt, die schmerzhafte Stelle mit Wermutöl nach Hildegard einmassiert oder aber eine kalte Jaspisscheibe auf den Schmerzpunkt drückt. In der Volksheilkunde hat es sich bewährt, zwei bis drei Wermutblütenkügelchen unter die Zunge zu legen und eine Weile im Mund zu behalten. Hat man diese Maßnahmen versäumt und ist die Gallenkolik zum vollen Ausbruch gekommen, helfen meist nur noch Schmerzmittel.

Diät für Gallensteinpatienten

- Dinkel, Obst und Gemüse
- nicht zu heißes und zu kaltes Essen und Trinken
- nicht zu fett essen und kein Bratenfett verwenden (Pommes frites, Kartoffelchips, Brathähnchen)
- keine Küchengifte und Nachtschattengewächse
- nicht zu süßes und nicht zu saures Essen und Trinken.

Patientenbericht

»Unsere Tochter Heidi begibt sich auf Anraten des Arztes zur Gallenoperation ins Krankenhaus. Zwölf Tage nach der Operation – so meint der Arzt – werde sie wieder zu Hause sein. Doch es kommt anders. Einige Tage nach der Operation bekommt Heidi Fieber. Alles, was sie ißt und trinkt, wird sofort wieder erbrochen. Sie magert zusehends ab. Endlich findet man die Ursache: Aus dem dritten Gallengang, der wegen seiner Abnormität übersehen worden war, ergießt sich die Flüssigkeit in den Bauchraum und drückt den Magen platt. Die zweite Notoperation! Heidi erbricht alle Speisen und Getränke und ist körperlich und seelisch äußerst geschwächt. Sie hat kaum mehr Kraft zum Sprechen. Von nun an fährt meine Frau täglich ins Krankenhaus mit Dinkelsuppe und einer Kanne Dinkelkaffee. Beides wird sofort bestens vertragen und nicht mehr erbrochen. Dazu ißt Heidi die von meiner Frau selbst gebackenen Muskat-Zimt-Plätzchen. Es geht wieder aufwärts. Eine Krankenschwester ist davon überzeugt, daß wir es der Dinkelsuppe zu verdanken haben. Heute ist Heidi 37 Jahre alt, gesund und dem Dinkel treu geblieben.«

Milzschwellungen durch falsche Ernährung

Kerbel-Dill-Knödel

Indikation: Große Milzkur, Leukämie, Policyhämia vera (Rotblütigkeit), Leukopenie (zuwenig weiße Blutkörperchen), Thrombopenie (Blutplättchenmangel), Rohkostschaden

»Wenn ein Mensch einmal eine rohe Speise zu sich nimmt, so erheben sich die schlechten Säfte aus diesen Speisen manchmal bis zur Milz, lassen sie schmerzhaft anschwellen, weil die durch kein Gewürz gemäßigt sind. Deshalb soll dieser Mensch Kerbel-Dill-Knödel bereiten und davon essen.« (CC 117,12–28)

◆ *Rezept: Kerbel-Dill-Knödel*

Dinkelknödel mit zwei Eßlöffeln Kerbel, einem Eßlöffel Dill würzen und servieren. Knödel in einer Gemüse- oder Kalbsfußbrühe oder zu sonstigen Gulasch- oder Fleischgerichten servieren.

Edelkastanien geröstet

Indikation: Milzschwellungen, Milzschmerzen, Herzleiden, Arteriosklerose, Kopfschmerzen, Magenleiden

»Wer an Milzschmerzen leidet, röste die Edelkastanien im Feuer, esse sie oft mäßig warm, und er strebt nach völliger Gesundheit.«

Anwendung: Drei bis fünf Maronen täglich essen. Mit dieser einfachen Methode kann man nicht nur leicht die Milz- und Herzschmerzen beseitigen, sondern auch das Nervensystem stärken, weil die Edelkastanien den Nervenstoffwechsel unterstützen.

Petersilientrank (»Herzwein«)
Indikation: Universalheilmittel für Herz und Milz, Herzschmerzen, Entgiftung
»Wer im Herzen oder in der Milz oder in der Seite Schmerzen leidet, der koche Petersilie in Wein unter Zugabe von etwas Weinessig und reichlich Honig und seihe durch ein Tuch ab. Den so zubereiteten Petersilientrank trinke er oft, und er wird geheilt.«

◆ *Rezept: Petersilientrank*
10 Blätter Petersilie
2 EL Weinessig
1 l Wein
75–150 g Honig
Petersilie mit Weinessig in Wein fünf Minuten aufkochen. Honig dazufügen und nochmals fünf Minuten aufkochen, abschäumen, absieben und steril abfüllen.
Anwendung: Man trinkt dreimal täglich nach dem Essen ein Likörglas.
Es handelt sich um ein altbewährtes Heilmittel bei Herz- und Milzschmerzen nach falscher Ernährung. Die Milz ist ein Filter für alle Stoffwechselprodukte, die für die Herzfunktion notwendig sind. Sie schwillt durch Gift- und Schlakkenstoffe an, wird schmerzhaft und schädigt das Herz.

Bei der Behandlung der Milz hat sich darüber hinaus immer wieder ein hildegardischer Aderlaß bewährt.

Heilmittel für Magen und Darm in unseren Lebensmitteln

Der Mensch selbst ist der Maßstab für den Nutzen oder Schaden der Lebensmittel und nicht das chemisch-physiologische Wissen über die Inhaltsstoffe unserer Nahrungsmittel, schon gar nicht die Tabellen über Kalorien, Vitamine, Spurenelemente oder Mineralien. Aber wer bestimmt über den Wert oder Unwert unserer Ernährung? Dieses Wissen über die Auswahl unserer Lebensmittel ist den Naturvölkern seit Urzeiten vertraut, den Menschen in der westlichen Welt aber verlorengegangen. Ja, noch viel schlimmer: Die Ernährung nach der sogenannten »gutbürgerlichen Küche« oder die noch viel fataleren Varianten von »Fast food« oder gar »Junk food« ist den zivilisierten Industrievölkern zum Verhängnis geworden.

Indem sie ihren Bauch zum Statussymbol ihres Wohlstandes gemacht haben, geben sie den größten Teil ihres Vermögens aus, um sich krank zu futtern, und den anderen Teil, um wieder gesund zu werden: 80 Prozent der Bevölkerung leiden heute an chronischen ernährungsbedingten Zivilisationskrankheiten. Mit anderen Worten: Die Krankheiten überfallen den Menschen nicht aus heiterem Himmel, sondern sind eine Folge falscher Ernährung und Lebensweise.

Da der Mensch nach Hildegard von Bingen »von Natur aus gesund ist« und immer wieder nach Gesundheit strebt, kann er durch seine Ernährung und seinen Lebensstil diese Gesundheit beeinflussen, entweder erhalten, aber auch zerstören.

Dinkel zum Schutz vor Krankheiten

Die Hildegard-Küche ist so einfach wie genial: Mit ein und derselben Dinkeldiät lassen sich die meisten ernährungsbedingten Krankheiten verhüten und heilen, soweit das noch möglich ist. Die praxisbezogenen Heilerfolge sind zu 90 Prozent eindeutig auf die konsequente Umstellung von Weizen auf Dinkel zurückzuführen. Nur ganz wenige Mittel werden bei Hildegard von Bingen diätetisch ähnlich hochgeschätzt.
Die Aussagen der hl. Hildegard über Dinkel und seine Wirkungen waren die Anregung für eine umfassende wissenschaftliche Untersuchung. Die Ergebnisse wurden auf zwei großen Symposien an der Universität Hohenheim vorgetragen. Danach erfüllt der Dinkel alle Ansprüche, die man heute an ein modernes Diätetikum stellen kann:

- Dinkel enthält hochwertige, lebensnotwendige Eiweiße (12 bis 20 Prozent).
- Dinkel ist reich an komplexen Kohlenhydraten (bis zu 75 Prozent) mit wertvollen Ballast- und Faserstoffen.
- Dinkel enthält alle Mineralien- und Spurenelemente, die für den natürlichen Knochen- und Gelenkaufbau notwendig sind und die als Elektrolyte für eine normale Nervenleitfähigkeit von Herzmuskeln und Organen sorgen. Der Mineralienreichtum des Dinkels sorgt im Körper stets für eine genügend große basische Reserve, um den Organismus gegen Übersäuerung sowohl von innen wie von außen zu schützen.

Jeder Ärger, Zorn, Kummer oder Wutanfall produziert in der Leber zuviel überschießende Gallensäure, die sowohl das Blut als auch das Organgewebe ansäuern, entzünden

und sogar zerstören kann. Die fatalen Folgen können Magen- und Darmschleimhaut-Entzündungen, Herzinfarkt, Rheuma oder Schlaganfall sein.
Darüber hinaus wird durch zuviel tierisches Eiweiß in der Nahrung im Körper zuviel Harnsäure und Arachidonsäure gebildet, die ebenfalls den Organismus übersäuern, Gewebe, Knorpel und Knochen angreifen und zerstören können. Ein genügend großer Mineralienvorrat verhütet diese Gefahren, weil er Säuren neutralisieren kann.

- Im Dinkelkeim finden wir hochwertige Fette mit wertvollen ungesättigten Fettsäuren sowie fettlöslichen Vitaminen A, E und D als Antioxidantien.
- Dinkel ist reich an den wasserlöslichen Vitaminen B_1, B_2, B_6 und sorgt im Darm für die Produktion aller lebensnotwendigen Vitamine und vitaminähnlichen Substanzen wie zum Beispiel der Folsäure (einem Schutzstoff gegen die Arteriosklerose).
- Im Dinkel befinden sich weitere lebensnotwendige Vitalstoffe wie beispielsweise das Rhodanid oder Thiocyanat, ein natürliches Universalheilmittel mit wachstumsfördernden, entzündungshemmenden, immunstimulierenden, antiallergischen und tumorhemmenden Eigenschaften.

Fallbeispiel

➾ Eine Mutter (34 Jahre alt) ernährt sich während der Schwangerschaft ausschließlich von Dinkel, Obst und Gemüse gemäß der Ernährungslehre der hl. Hildegard. Keine Komplikationen während der Schwangerschaft. Blutbild immer in Ordnung. Das Kind kam zur Welt mit einer schönen Haut. Bereits seit dem ersten Tag regelmäßiger Stuhlgang. Stillen war nicht möglich, so daß im Krankenhaus sofort mit *Alete HA* gefüttert wurde. Diese Nahrung sollte

mindestens sechs Monate beibehalten werden. In der dritten Lebenswoche bekam das Baby Blähungen und festen Stuhl, später überhaupt keinen Stuhlgang mehr. Die Haut wurde pickelig. Die Kinderärztin riet zu *Aponti* oder *Beba*-Industrienahrung, selbstgefertigte Nahrung lehnte sie ab. Aber auch danach keine Besserung.
Gegen das Anraten der Ärztin Umstellung auf Säuglingsernährung nach der Hildegard-Heilkunde. Bereits am ersten Tag hatte das Kind wieder einen guten Stuhl. Nach einer Woche war die Haut glatt und schön. Ab der siebten Lebenswoche Dinkelschleimernährung (sechsprozentig), danach alle zwei Wochen Erhöhung um ein weiteres Prozent Dinkelschleim, da das Kind sonst kein Sättigungsgefühl erreichte.
Das Kleine ist jetzt sechs Monate alt, wurde ausschließlich mit Dinkel ernährt. Es ist fit und kann bereits den Kopf sehr gut halten. Das Kind fühlt sich wohl, ist aufmerksam und neugierig.

Erfahrungen mit der Säuglingsernährung nach Hildegard von Bingen

1.–5. Monat: Voll gestillt. Ernährung der Mutter vorwiegend mit Dinkel und Edelkastanienprodukten sowie ausgewählten Gemüsesorten: Möhren, Fenchel, Zucchini; etwas Fleisch, Fisch und Huhn

Ab 5. Monat: Beifütterung von Dinkelbrei

mittags: Dinkelbrei aus Mikromehl und Wasser, gemischt mit einem Drittel püriertem Gemüse (Karotten, Sellerie, Kohlrabi, Fenchel)

abends: Dinkelbrei aus Mikromehl und Wasser, gesüßt mit etwas Edelkastanienhonig, alle übrigen Mahlzeiten gestillt.

Ab 7. Monat: abgestillt, als Ersatz dafür: Dinkelgrieß und Vollkornbrei mit Obst (Äpfel, Birnen, Quitten). Zwischendurch Dinkelzwieback, in Fencheltee aufgelöst.
Ab 10. Monat: mittags: mit Dinkelgrieß gekochtes Lamm- oder Ziegenhackfleisch, frisches Gemüse im Brei, Ziegenmilch

◆ *Dinkelbrei-Grundrezept*
250 ml Wasser
5 TL Dinkelmikrovollkornmehl
Vermischen und 5–7 Minuten aufkochen lassen.

◆ *Rezept: Ziegenmilch*
250 ml Wasser
2 EL Ziegenmilchpulver
Wasser aufkochen lassen, Pulver einrühren.

◆ *Rezept: Fencheltee*
2–3 EL Fenchelsamen in 1 l Wasser aufkochen.

Entwicklung:
- mit 5 Monaten 2 Zähnchen
- mit 8 Monaten festes Sitzen
- mit 10 Monaten festes freies Stehen und erste Schrittchen im Laufstall
- mit 11 Monaten sicheres Laufen außerhalb des Laufstalls an der Hand von Erwachsenen.

Erfahrungsbericht von Herrn Dr. med. Gottfried Hertzka

»Bei keinem echten Naturheilverfahren dürfen Diätratschläge fehlen. Das wußte nicht nur Sebastian Kneipp, sondern auch alle großen Pioniere der Naturheilkunde, die damit ihre größten Heilerfolge erzielten.

Ohne selbst radikal sein zu wollen, war es mir frühzeitig klar, daß viele innere Krankheiten nicht ohne einen Diätplan geheilt werden können. Es war noch zu wenig bekannt, daß durch Dinkel eine günstige Heilwirkung erreichbar ist. Ich bin seinerzeit extra von Salzburg an den Bodensee gezogen, weil dieser noch im Zentrum des uralten Dinkelanbaugebietes lag.

Meine dankbarsten Patienten waren diejenigen, die nach jahrelangem, vergeblichem Experimentieren mit allen möglichen Diätformen durch Dinkel schlagartig von ihren chronischen Verdauungsstörungen geheilt wurden. Besonders war ich davon überrascht, wie leicht nach so einer einfachen Methode nicht nur schwere Durchfallkrankheiten, sondern ebenso habituelle chronische Stuhlverstopfungen in Griff zu bekommen waren.

Ich habe sogar herausgefunden, daß hartnäckige Allergien erst dann verschwanden, wenn man systematisch Weizen durch Dinkelprodukte ersetzte. Bei der Umstellung gab es keine Schwierigkeiten, da die meisten Patienten Teigwaren liebten und übereinstimmend den besseren und feineren Geschmack der reinen Dinkelerzeugnisse schätzten.

Meine ersten positiven Beobachtungen mit Dinkel als Heilnahrung machte ich schon vor langen Jahren bei der Ernährung von Säuglingen. Ohne alle anderen Nährmittel konnte ich untergewichtige frühgeborene Zwillinge mit dem Dinkelmehl (heute verwenden wir Dinkelmikromehl) über das erste kritische Jahr hinwegbringen. Die Zwillinge sind

prächtig gediehen. Bei allen ähnlichen Fällen konnte ich niemals eine Nahrungsmittelallergie beobachten, wie dies beim Weizen berichtet wird. Man kann dies geradezu als Test für eine humane Ernährung ansehen.
Ähnliche Erfolge habe ich bei meinen alten Patienten erzielt. Auch der alte Mensch wird wie der Darm empfindlich, wenn auch aus anderen Gründen. Der Dinkel hat mich niemals im Stich gelassen.
Als ich älter wurde (ich bin jetzt 75 Jahre alt), habe ich herausgefunden, daß die Allgemeinverträglichkeit des Dinkels und die Heilerfolge vermutlich auf eine eigentümliche Eiweiß-Sequenz im Dinkel zurückzuführen sind, wodurch er seine unwahrscheinlich gute Affinität zum Wasser hat. Dies geht schon allein aus der großartigen Wasserlöslichkeit des Dinkelfeinmehls hervor. Den Bäckern sind diese typischen Backeigenschaften des Dinkels wohlbekannt. Daher schreibt auch Hildegard, daß der Dinkel von allen Getreidearten am besten verträglich, das heißt verdaulich ist.«

Patientenberichte

»Die Schwiegermutter meines Bruders konnte 1992 im Krankenhaus wegen eines wunden Gaumens nichts mehr essen. Man holte sie heim, in der Meinung, daß sie auch zu Hause sterben könne. Man fragte mich, ob ich noch Hilfe wüßte. Ich riet, aus Dinkelkochwasser mit Ei und Butter eine Suppe kleintassenweise zu füttern, so oft wie es angenommen würde (ca. fünfmal täglich). Nach einigen Tagen vertrug sie schon Dinkelgrießbrei und bald normale Kost. Sie ist nach einem guten Jahr (mit 94 Jahren bei ihrer Tochter in Schlesien zu Besuch) ganz friedlich gestorben.
Das wurde mir bei meinem Besuch im August 1993 in

Schlesien berichtet. Die Familie baut schon seit vier Jahren Dinkel an, der prächtig gedeiht.«

➾ Eine 50jährige Patientin schreibt: »Rund acht Wochen sind vergangen seit Aderlaß und Vollpension mit Hildegard-Küche. Seither wachsen meine Nägel gesund und stark wie nie in meinem Leben. Dazu muß ich erklären, daß ich mein ganzes Leben lang ›Nagelkauer‹ war. Die Nägel waren immer weich, rissen ein, wuchsen im Urlaub schon mal etwas – aber immer zu weich, und dann spalteten sie sich wieder. Das hat mich ein ganzes Leben lang belastet. Und jetzt wachsen sie wieder fest und stark, ohne einzureißen und ohne sich zu spalten. Ein kleines Wunder für mich ...«

➾ (Nach Autounfall mit Polytrauma.) »Nach vier Monaten Intensivstation kam ich zur Rehabilitation in eine physikalische Station, wo mir die dortige Diätköchin erzählte, daß man in diesem Krankenhaus aus irgendeinem Grund Dinkelkost nicht anbieten könnte. Daher brachte mir meine Mutter täglich Dinkelsuppe, Dinkelhabermus oder Dinkelgrießnockerl ins Krankenhaus. Ich nahm zusehends an Kraft und Beweglichkeit zu und konnte bald wieder auf meinen eigenen Beinen stehen. Selbst der Chefarzt wunderte sich über diesen schnellen Heilungserfolg. Ich bin überzeugt, daß mir der Dinkel geholfen hat.«

➾ »Mein mongoloider Sohn (26 Jahre alt) hatte Harnsäure im Blut. Seit wir Dinkel essen, ist alles wieder gut. Auch seine Verdauung klappt wieder. Mongoloide neigen in dieser Beziehung zur Bequemlichkeit. Auch die Akne wurde viel besser. Von innen heraus ist er nun ruhiger und gelassener, nicht mehr so nervös. Ein schönes Gefühl. Ich verwende alle möglichen Dinkelprodukte: Schrot, Korn, Mehl, Grieß, Nudeln sowie helles und dunkles Dinkelbrot.«

Hafer, Weizen, Gerste und Roggen

Hildegard beschreibt aber auch die anderen herkömmlichen vier Getreidearten Weizen, Hafer, Roggen und Gerste:
»Der Weizen erwärmt den Menschen und ist so vollwertig, daß er keine Zusatzstoffe braucht. Wenn man das richtige Weizenmehl aus dem ganzen Korn herstellt, wirkt das Brot aus diesem Vollkornmehl für Gesunde und Kranke nur gut. Es führt den Menschen zu rechtem Muskelfleisch und rechtem Blut.
Weizenweißmehl und seine Produkte wie Brötchen, Nudeln oder Kuchen lösen Krankheiten aus und schwächen den Menschen. Wenn der Müller dagegen den Grieß der Weizenkörner aussiebt und man aus diesem weißen Weizenmehl Brot oder Brötchen backt, wird dieses Gebäck auf den Menschen krankmachender und schwächender wirken als Vollkornmehl. Dieses Mehl hat nämlich seinen Weizenwert verloren und bewirkt im Menschen weit mehr Verschleimung (Bronchitis und Katarrh) als das richtige Weizenvollkornmehl.« (PL 1129 A)
Wen wundert es, daß die Kaffee- und Kuchentanten morgens stundenlang husten müssen, um ihren Schleim wieder hervorzubringen. Genauso verschleimen Weizennudeln und Weizenpizza, ganz gleich, ob aus Weiß- oder Vollkornmehl oder Grieß, denn:
»Wer dagegen die Weizenkörner kocht und sie wie eine andere Speise essen will, der wird dadurch weder rechtes Fleisch noch rechtes Blut, sondern höchstens eine starke Verschleimung erhalten, weil eine solche Speise kaum verdaut werden kann.«
Hafer ist fast so gut wie Dinkel, weil er Frohsinn und Ge-

sundheit fördert. Kranke Personen sollen keinen Hafer essen, weil er zu Verstopfung führen kann.
Roggen ist ein Schlankmacher, weil mit Roggen die Pfunde purzeln. Dünne, schlecht durchblutete Personen – besonders jene mit Gastritis – können Roggen nicht gut verdauen.
Die berühmte Berner Gerstensuppe taugt weder für Gesunde noch Kranke, da Gerstengetreide eine auskühlende Wirkung hat, die frostiger und schwächer macht als alle anderen Getreidekörner. Gerste, als Brot oder Suppe gegessen, schwächt gesunde und ausgekühlte, kreislaufschwache Menschen, denn die Gerste hat nicht die Heilkräfte der anderen Getreidearten.
In flüssiger Form ist Gerste als Bier allerdings gut und bekömmlich, weil »Bier die Muskelpartien des Menschen wachsen läßt und es wegen der Stärke und Güte des Gerstensaftes eine schöne Gesichtsfarbe macht«. Dasselbe trifft auch auf Dinkelbier zu, ein gutes Kräftigungsmittel für alle Kranken und Gesunden.

Die Heilkräfte im Gemüse

Bohnen – erwärmen und lindern

Sie erzeugen nicht soviel Schleim wie Erbsen. Ganz besonders gut verdaulich ist Bohnenmehl.
»Wenn jemand an den Eingeweiden erkrankt ist, soll er die Bohnen in Wasser kräftig abkochen, etwas Butter oder Sonnenblumenöl dazugeben und warm essen, nachdem er die Bohnen vorher abgetrennt hat. Das soll er oft machen, und er wird geheilt.«
Wir verwenden in der Hildegard-Küche alle Bohnen, so-

wohl grüne, Stangen- oder Buschbohnen als auch weiße, schwarze, rote oder trockene Bohnen. Streng genommen gehören auch die Sojabohnen dazu.

Erbsen – machen temperamentvoll

Erbsen sind nichts für Kranke, da sie die Krankheiten noch verstärken können. Erbsen sind kalt und führen zur Verschleimung. Die Lunge wird davon kurzatmig. Für Gesunde mit guter Durchblutung sind sie gut.

Fenchel – macht fröhlich

»Und wie auch immer gegessen, roh oder gekocht, macht er den Menschen fröhlich und vermittelt eine angenehme Durchblutung, guten Körpergeruch und gute Verdauung. Wer Fenchel (Pulver oder Tabletten) täglich nüchtern ißt, dem mindert er den üblen Schleim und die Fäulnis in ihm, und er unterdrückt den üblen Mundgeruch.«

Fenchel ist das beste Mittel gegen zuviel Magensäure, die Hildegard als Schwarzgalle (Gallensäure) für alle Krankheiten verantwortlich macht.

Kichererbsen – wärmen und heilen Fieber

»Die Kichererbse ist warm und angenehm und leicht zu essen, und sie vermehrt nicht die schlecht Säfte. Wer Fieber hat, röste die Kichererbsen über frischen Holzkohlen, esse sie, und er wird geheilt.«

Kichererbsen sind eine orientalische Spezialität und werden in Israel und im Vorderen Orient angebaut, wo sie zum berühmten »Fellafel« oder »Humus« zubereitet werden.

Knoblauch – das Antipilzmittel in der Hildegard-Medizin

»Knoblauch hat die rechte Wärme, wächst und grünt aus der Kraft des Morgentaus. Er fördert die Durchblutung, und doch soll man Knoblauch maßvoll essen, damit er das Blut nicht zu stark erhitzt.«

Kürbis – eine Wohltat für Kranke und Gesunde

»Zum Essen ist Kürbis sowohl für Kranke als auch Gesunde gut.«

Meerrettich – soll man nur im Frühjahr essen

»Wenn im März alle Pflanzen grünen, wird auch der Meerrettich weich, aber nur für kurze Zeit, und ist dann gut für Gesunde und Kräftige zu essen, weil er in ihnen die Lebenskraft durch gute Säfte kräftigt.«

Melde – fördert die Verdauung

Aus Melde wurde Spinat gezüchtet. Über die Melde steht bei Hildegard, daß sie eine gute Verdauung bereitet, weshalb sie im Volksmund auch »Scheißmelde« genannt wird.

Mangold gehört als Schnittmangold zur veredelten Gattung der Melde *(Chenopodiacae*-Familie). Das Blattwerk wird wie Spinat zubereitet und hat einen herben Geschmack.

»Gegessen bewirkt Melde eine gute Verdauung. Wenn in irgendeinem Menschen giftige Drüsen (das heißt Skrofeln) zu wachsen beginnen, dann bereite er mit Melde (Spinat) und weniger Prieslauch als Melde und weniger Ysop als Prieslauch ein Mus und esse es, und die Skrofeln werden eintrocknen.«

Mohrrübe – ein Vitaminstoß

»Die Mohrrübe ist kalt und eine Wiederauffrischung für den Menschen.«

Zu den Rüben gehören auch die Teltower Rübchen, die sich wegen ihres pikanten Geschmacks großer Beliebtheit erfreuen. Ihre Heilwirkung ist mit der der Mohrrüben vergleichbar. Auch die weiße Rübe oder Kohlrübe ist mit den Möhren verwandt und wird wie diese zubereitet.

Pastinaken – eine Erfrischung für den Menschen

»Pastinaken sind kalt und eine Erfrischung für den Menschen.«

Rettich – nur für kräftige Menschen

»Ein kräftiger, dicker Mensch wird vom Rettich ausgeheilt und inwendig gesäubert. Einem kranken und ausgetrockneten Menschen schadet er.«

Rote Bete – bei allen Hautleiden

»Wenn sich aber irgendwann einmal der Körpersaft zu Geschwüren in der Haut erhebt, dann soll der Kranke Rüben essen, und das Geschwürbildende wird vernichtet.«

Salat mit Dinkelkörnern – eine Vitaminbombe

»Der Gartensalat hat ein frostiges Prinzip. Unzubereitet gegessen macht sein zu nichts tauglicher Saft das menschliche Gehirn leer und erfüllt Magen und Darm mit Krankheitsmaterialien. Wer Salat essen will, soll die Blätter erst mit Dill oder Essig oder Knoblauch abschmecken, so daß der Salat noch kurz vor dem Gegessenwerden Zeit hat, sich mit diesen Gewürzen zu durchtränken. Ißt man ihn so zubereitet, dann stärkt er das Gehirn und macht eine gute Verdauung.«

Salat mit Dinkelkörnern enthält alle Vitamine, die der Mensch zum Leben braucht. Im Salat befinden sich Vitamin C und Vitamin A sowie Chlorophyll, und der Dinkel deckt das andere Vitaminspektrum der B-Vitamine und Vitamin E und D ab.

Sellerie – vermehrt die guten Säfte

»Gekocht schadet Sellerie nicht, sondern macht viele gute Säfte.«

Zwiebeln – das Test-Gemüse für Magen-Darm-Kranke

»Roh gegessen sind Zwiebeln so schädlich und giftig wie der Saft von Unkraut. Gekocht sind sie gesund, weil sie durch die Feuchtigkeit, die in ihnen vorhanden ist, Schadstoffe mindern. Für solche, die an Schüttelfrost und an Fieber leiden, ist die gekochte Zwiebel (Zwiebelsuppe) besonders gut. Magenkranke bekommen sowohl von rohen als auch von gekochten Zwiebeln Magenschmerzen, weil sie zu feucht ist.«

Die Heilkräfte in den Früchten

Äpfel – »An apple a day keeps the doctor away« – Wer einen Apfel pro Tag ißt, braucht keinen Arzt.

»Der Apfel wächst vom Tau, wenn dieser in seiner Vollkraft steht, denn aus diesem Tau, dessen Wirkung sich vom ersten Schlaf der Nacht bis beinahe gegen Morgendämmerung erstreckt, wachsen die erquickenden Äpfel. Weil sie von einem kraftvollen Tau schon ›vorgekocht‹ wurden, sind sie auch roh für gesunde Menschen gut zu essen.«

Birnen – reinigen den Magen

»Birnen sollen nicht roh gegessen werden, schon gar nicht von Kranken, da sie noch nicht vom Morgentau durchgekocht wurden. Deshalb verursachen rohe Birnen schädigende Säfte, weil sie aus dem bereits schwindenden Morgentau wachsen. Wer Birnen essen will, koche sie in Wasser oder dörre sie im Feuer (Kletzenbirnen). Gekocht sind sie noch gesünder als gedörrt, liegen aber dem Esser manchmal schwer im Magen, weil sie alles Faule im Magen freisetzen, wobei sie eine gute Verdauung bereiten und das Faule aus dem Körper ausleiten. Äpfel verdauen sich zwar leicht, räumen aber nicht mit den Fäulnisstoffen auf.«

Brombeeren – sind leicht verdaulich

Sie können von Gesunden und Kranken gegessen werden, denn: »Die Brombeeren verletzen weder Gesunde noch Kranke und werden leicht verdaut.«

Datteln – stärken die Muskelkraft

»Wer Datteln gekocht ißt, bringt seinem Körper fast so viel Kraft wie durch Brot. Aber sehr leicht machen sie kurzatmig und beschwert, wenn man zuviel davon ißt.«

Feigen – nur vorübergehend bei Schwäche

Gesunde sollen keine Feigen essen, denn: »da sie ihn gelüstig und aufgeblasen machen, so daß ihn der Ehrgeiz packt und die Habgier, so daß er sittlich haltlos wird ... Alle Fleischpartien fließen auseinander, und alle guten Säfte werden bös durcheinandergebracht. Einem geschwächten Menschen sind Feigen gut zu essen, bis es ihm bessergeht, und nachher esse er sie nicht mehr.«

Hagebutte – fördert die Verdauung, reinigt den Magen

»Wer gesund ist oder am Magen/Darm erkrankt ist, koche die Hagebutte und esse sie oft (täglich). Sie reinigt den Magen und nimmt den Schleim. Wer aber schwer körperlich krank ist, sollte sie nicht essen, weil sie den Magen belastet.«

Himbeeren – senken das Fieber bei Virusinfektionen

»Denn Himbeeren sind kalt und brauchbar gegen Fieber. Wer Fieber hat und appetitlos ist, koche Himbeeren in wenig Wasser, lasse sie darin liegen und trinke diesen Himbeersaft morgens und abends und lege die in Wasser gekochten Himbeerblätter als Kompresse auf seinen Magen für eine Stunde. Das soll er drei Tage lang tun, und das Fieber wird weichen.«

Ingwer – macht unkonzentriert, dumm und faul

»Ingwer schadet einem gesunden und fetten Menschen,

weil er ihn unkonzentriert und dumm und faul und ausgelassen macht. Nur wer körperlich mager und schon fast am Ende ist, nehme auf leeren Magen ein wenig Ingwerpulver in die Suppe und esse zwischendurch ein wenig auf Brot, und es wird ihm bessergehen.«

Johannisbeeren – Schutz vor Gicht

Hildegard nennt den schwarzen Johannisbeerstrauch auch den »Gichtbaum«, denn seine Früchte schützen gegen Rheuma und vor allem vor Vergichtung des Gehirns (Alzheimer-Krankheit, Morbus Parkinson).

»Johannisbeeren sind sehr warm. Ihre Frische und Säfte kann man nicht alleine gebrauchen, solange sie nicht mit anderen Pflanzenaromen gemischt werden. Dann bekommen sie noch einen höheren Nutzwert.«

Kirschen – schädigen nicht

»Kirschen schaden einem Gesunden nicht, aber wenn ein Kranker oder jemand mit schlechten Säften davon ißt, bekommt er leicht Beschwerden. Damit man aber keine Beschwerden bekommt, trinke der Mensch sogleich einen Schluck guten Wein danach.«

Kornelkirschen – stärken die Abwehr, reinigen das Blut

Auch diese Wildpflanze verfügt über starke Heilkräfte, die das Blut reinigen und die Abwehrkraft stärken.

»Die Kornelkirsche verletzt keinen Menschen, denn sie reinigt und stärkt den schwachen und auch den gesunden Magen und fördert die Gesundheit.«

Die Früchte enthalten den roten Fruchtfarbstoff der Anthocyane, die zur Vitamin-P-Gruppe gehören. Dieses Vitamin P ist ein wichtiger Schutz und Reparaturfaktor bei Entzündungen und Verletzungen der Schleimhäute und Blutgefäße, zum Beispiel Gastritis, Krampfaderleiden oder Vasculitis.

Maulbeeren – reinigen die Leber

»Die Maulbeere schadet weder Gesunden noch Kranken, nützt mehr als sie schadet.«

Mispeln – stärken die Muskeln, reinigen das Blut

»Die Mispel ist eine heilkräftige Wildpflanze, die noch die Urkräfte der Natur enthält. Sie besitzt blutreinigende und stärkende Wirkung.«

Orangen/Zitronen – Schutz vor Infektionen

»Das Essen von Orangen und Zitronen räumt im Menschen mit dem Fieberstoff auf.«

Wir wissen heute, daß die Wirkung der Zitrusfrüchte bei fieberhaften Infekten auf den Vitamin-C-Gehalt zurückgeführt werden kann. Dieses Vitamin ist an der Biosynthese der Nebennieren beteiligt und schützt vor Streßzuständen wie Infektionskrankheiten, Verletzungen, Verbrennungen, Blutverlusten sowie bei starker körperlicher und psychischer Erschöpfung.

Quitten – leiten die Rheumastoffe aus

»Quitten sind warm und trocken und haben eine feine Ausgeglichenheit in sich. Wenn sie reif sind, verletzen sie roh gegessen weder Kranke noch Gesunde. Sie helfen Kranken und Gesunden gekocht und gedörrt. Wer vergichtet ist, esse fleißig von den Quitten, und sie räumen mit dem Giftstoff gründlich in ihm auf, so daß die Gicht weder das Nervensystem zerstört noch angreift.«

Süße Mandeln – stärken den Organismus

»Wer lungenkrank ist und an der Leber leidet, esse oft Mandeln roh oder gekocht, denn sie kräftigen die Lunge, weil sie den Menschen in keiner Weise belasten.«

Walnüsse – machen fröhlich

»Walnüsse lassen die Muskeln wachsen, stärken das Knochen- und Nervensystem. Nur Lungenleidende sollen Walnüsse nur mäßig essen, denn das Walnußöl ist warm und macht den Fleischansatz der Menschen fett und einen fröhlichen Geist. Aber die Verschleimung nimmt zu, so daß die Brust verschleimt. Dennoch können Kranke und Gesunde damit fertig werden.«

Fisch – eine leichte Kost

Fisch ist leicht verdaulich und eignet sich vorzüglich als Reduktionskost, da »mit dem Fisch die Pfunde davonschwimmen«. Fischgerichte enthalten hochwertige Eiweiße und die wertvollen mehrfach ungesättigten Fettsäuren (Omega-3-Fischöl). Fisch, ein- bis zweimal in der Woche gegessen, sorgt für einen niedrigen Fettstoffspiegel und bessere Fließeigenschaften des Blutes.

- Hildegard empfiehlt für Kranke und Gesunde Raubfische wie Barsch, Kretzer, Dorsch, Kabeljau, Renke, Hecht, Zander, Seibling, Esche, Hering, Rotauge und Wels.
- Für Gesunde sind gut: Stör, Bachforelle, Blaufelchen und Karpfen. Gemästete und gezüchtete Forellen und Lachse sollte man nicht kaufen.
- Weder für Kranke noch für Gesunde sind geeignet: Brachse, Hering (roh) und Scholle.

Die Heilkräfte im Fleisch

Geflügelfleisch – das ideale Diätfleisch

»Hühnerfleisch ist gut für Gesunde, da es nicht fett macht. Den Kranken erfrischt es. Nur wer schwer krank ist und solches Fleisch oft ißt, dem verschleimt es seinen Magen, und es macht ihn kranker.«

»... die Geflügelleber taugt gegen alle inneren Krankheiten, die den Menschen schädigen und verletzen.«

Wir verwenden Geflügelleber anstatt Eisentabletten gegen Anämie oder Blutarmut.

Lamm oder Hammel – gegen Venenleiden

»Das Schaf oder Lamm ist kalt, aber dennoch wärmer als Rind, und weder bitter noch herb. Sein Fleisch ist für Gesunde und Kranke gut. Wer am ganzen Körper schwach ist und kaputte Krampfadern hat (Veneninsuffizienz) schlürfe auch die Schaffleischbrühe und esse ein wenig Schaffleisch, bis er gekräftigt ist.«

Reh und Hirsch – das universale Diätfleisch

Wild wird von Hildegard als universales Diätfleisch empfohlen, speziell bei Magen- und Darmleiden.

»Das Reh ist sanft und hat eine reine Natur, und es steigt gerne auf die Berge. Und dort sucht es die Kräuter, die von der Luft wachsen. Und so frißt es gutes und gesundes Futter. Sein Fleisch ist daher für Kranke und Gesunde besonders gut. Ein Mensch, der von der Vicht (Praecancerose) geplagt wird, esse auch Rehleber, und sie reinigt in ihm die Vicht, und wenn er oft Rehfleisch ißt, reinigt es ihm den Magen.«

»Der Hirsch hat eine starke Wärme in sich. Er ist mehr warm, und er frißt reines Futter. Sein Fleisch ist für Kranke und Gesunde gut zu essen. Wenn ein Mensch Hirschfleisch ißt, reinigt es seinen Magen und macht ihn leicht ... Wer Hirschleber ißt, dem unterdrückt sie die Gicht und reinigt seinen Magen und macht ihn leicht.«

Rind und Kalb – nur für Gesunde

»Das Rindfleisch taugt wegen seiner Kälte, die es in sich hat, nicht zum Essen für Schwache und schlecht durchblutete Menschen. Für den gut Durchbluteten aber, der von Natur aus warm ist, ist es wegen der Kälte, die im Fleisch ist, gut zu essen. Wer in seinen Gelenken und Gliedern stechende Schmerzen (Arthrose) oder auch Magen-Darm-Schmerzen hat, esse oft und reichlich abgekochte Rinderfüße (Kalbsfüße) ... das räumt mit diesen Stichen und Schmerzen auf.«

Schweinefleisch – nur bei alten und schwachen Patienten

»Wenn ein Mensch krank ist, so daß sein Körper darniederliegt und mager wird, soll er, solange er krank ist, junges Schweinefleisch essen, aber nicht zuviel. Wenn er wieder gesund geworden ist, soll er nicht länger davon essen, weil es von da ab die Krankheit vermehren würde.«

Straußenfleisch – das ideale, fettärmste Diätfleisch

»Wenn ein Mensch die fallende Sucht hat, esse er oft Straußenfleisch, weil es ihm die Beherrschung über seine Körperkräfte und seine Gesundheit wiederbringt. Denn durch die Wärme und Stärke des Straußenfleisches bringt es diese Krankheiten zur Ruhe.«

Von allen Fleischarten hat der Strauß das wenigste Fett (nur 0,2 Prozent) im Vergleich zum Hammel (32 Prozent) und Schwein (25 Prozent) und Rind (10 Prozent). Bei der Krankendiät hilft es gegen Krämpfe und Epilepsie.

Ziegenfleisch – stärkt schwaches Bindegewebe

»Ziegenfleisch ist für Gesunde und Kranke gut, und wenn es oft gegessen wird, heilt es schwache und zerstörte Eingeweide. Den Magen macht es gesund und stark. Ziege ißt man bis August. Junge Ziegen können bis in den Herbst geschlachtet werden.«

Fette – keine Angst vor Butter!

Butter – in Maßen gegessen – ist ein wichtiges Heilmittel, besonders bei alten und schwachen Menschen. Margarine ist wegen ihrer Herstellung (Hydrierung über Nickel-Katalysatoren) in der Hildegard-Küche nicht zu gebrauchen. Sparsam eingesetzt erhöht Butter auch nicht den Cholesterinspiegel des Blutes; dieser ist zum allergrößten Teil streßbedingt und sinkt nach unseren langfristigen Erfahrungen zuverlässig und rasch durch den Aderlaß und das Fasten. Besonders magen- und lungenschwache Menschen profitieren von der Butter:
»Ein Mensch mit Atemnot esse jegliche Art von Butter (Kuhbutter, Ziegenbutter), und sie heilt ihn innerlich und trägt zu seiner Erholung bei.«
Pflanzenöle sind wichtige Lieferanten von essentiellen Fettsäuren, also Fettsäuren, die der menschliche Organismus zum Überleben braucht. Diese Öle können nicht nur die Nervenleitung verbessern, sondern auch den Cholesterinspiegel im Blut senken. Dazu gehören: Sonnenblumenöl, Walnußöl, Mandelöl, Kürbisöl.

Käse für die Dünnen, Frischkäse für die Dicken

Milch, Butter und Käse sollten von Gesunden und Kranken in Maßen getrunken und gegessen werden:
»Menschen mit gesundem Muskelfleisch schadet harter und trockener Käse nicht viel. Menschen mit weichem, fetten Muskelfleisch sollen weichen Frischkäse essen. Lungenkranke und Menschen mit Erkältungsanfälligkeit sollen sich vor überbackenem Käse hüten, da sie von diesen Speisen (Pizza, Käseauflauf, Käsespätzle, Fondue) verschleimen.«

Eier – und das Gesundheitsei

»Wenn ein Kranker unbedingt Eier essen will, dann gieße er etwas Wein ins Kochwasser und schlage das Hühnerei ohne Schale in das kochende Wasser. Und wenn sie gekocht sind, dann esse er sie, weil dann das Gift und der Eiter, welches in den Eiern ist, durch das Abkochen entfernt werden.«
Gekochte und pochierte, sogenannte »verlorene Eier« können also ohne weiteres in der Hildegard-Küche verwendet werden.

Magen-Darm-Lexikon

Abführmittel: Meist pflanzliche Mittel, die die Darmbewegung anregen, wodurch ein Gewöhnungseffekt entsteht. Der Darm verlangt nach immer stärkeren Dosen, bis er zum Schluß daliegt wie ein unbeweglicher Gartenschlauch.

Aceton: Eine chemische Substanz im Blut, wenn der Körper versucht, die Energie aus Fett anstatt aus Zucker zu gewinnen. Wenn man im Urin Aceton findet, deutet das darauf hin, daß die Zellen nicht genug Insulin haben, um Glucose in Energie abzubauen. Den Acetongeruch kann man auch feststellen, wenn man zuviel Aceton im Blut hat.

Acidose (Übersäuerung): Durch eine falsche Lebensweise oder Ernährung mit zuviel Fleisch, fettem Käse, Eiern und Milchprodukten entstehen zuviel Harnsäure und Arachidonsäure, ein Vorläufer des entzündungsauslösenden Prostaglandins. Durch seelische Erregung kann zusätzlich in der Leber zuviel Gallensäure produziert werden, die zu einer Übersäuerung des Blutes und damit des Gewebes führt. Durch diesen Zustand können lebensgefährliche Entzündungen ausgelöst werden, die zu Herzinfarkt, Schlaganfall, Rheuma, aber auch chronischen Magen- und Darmschleimhaut-Entzündungen führen können.

Allergie: Ein Zustand, bei dem das Immunsystem zu viele Antikörper und Abwehrstoffe, z. B. freie Radikale, gegen Fremdsubstanzen wie Eiweiße, Viren, Bakterien, Hefepilze und Gifte produziert und diese überschüssigen Abwehrstoffe das eigene Körpergewebe angreifen.

Antikörper: Eiweißkörper der humoralen Abwehr, womit sich der Körper gegen Gifte, Viren, Bakterien, Pilze sowie Fremdstoffe schützt. Eine Überproduktion, ausgelöst durch Antigene, kann zu den gefürchteten Autoimmunkrankheiten führen.

Atonischer Darm: Durch Abführmittelmißbrauch ist der Darm nicht mehr in der Lage, seine normale Muskelkraft auszuüben.

Autoimmune Hepatitis: Der Körper zerstört seine eigenen Leberzellen; ausgelöst durch eine ruinierte Darmflora, treten Allergene durch die poröse Darmwand ins Blut und lösen eine Überproduktion von zu vielen Abwehrstoffen aus.

Autoimmunkrankheit/Autoaggression: Störung des Immunsystems, wobei dieses irrtümlich das eigene Körpergewebe angreift und zerstört. Ausgelöst wird diese Reaktion durch Fremdeiweiße, sogenannte Allergene, die durch einen durchlässigen Darm in das Blut gelangen und hier eine starke allergische Antikörperreaktion auslösen, die den eigenen Körper zerstören kann. Zu den Krankheiten gehören: Neurodermitis, Asthma beim Angriff auf Haut und Schleimhaut, Rheuma und Lupus erythematodes sowie Polyarthritis beim Angriff auf Bindegewebe und Knochen sowie Gastritis und Colitis beim Angriff auf die Magen-Darm-Schleimhaut und Hepatitis sowie Diabetes beim Angriff auf Leber und Bauchspeicheldrüse.

Bilirubin: Eine Substanz, die beim Abbau von roten Blutkörperchen in der Milz entsteht und die Gallenflüssigkeit und den Stuhl schwarz oder braun färbt. Zuviel Bilirubin führt zu Gelbsucht.

Blähungen: Sie sind immer ein Zeichen von Verdauungsstörungen aufgrund von blähenden Kohlsorten, Hülsenfrüchten und einer zerstörten Darmflora, die nach Darmsanierung meist wieder verschwinden. Am besten wirken pflanzliche Karminativa (Darmreinigungsmittel), dazu gehören Fenchel, Salbei, Wermut, Rainfarn, Kümmel und Bärwurz.

Blutzucker/Glucose: Aus den drei Elementen der Ernährung (Eiweiße, Fette und Kohlenhydrate) stellt der Körper Glucose her. Sie ist die Hauptenergiequelle zum Überleben der Zellen, die Glucose aus dem Blutstrom aufnehmen. Die Zelle kann Glucose nur mit Hilfe von Insulin aufnehmen.

Cholesterin: Eine fette körpereigene Substanz in Blut, Muskeln, Leber, Gehirn und anderen Körperzellen. Cholesterin wird aus Gallensäure hergestellt und ist das Ausgangsmolekül für Sexualhormone. Bei erhöhtem Cholesterinspiegel können sowohl Arteriosklerose als auch hormonabhängige Krebskrankheiten entstehen.

Colitis ulcerosa: Chronische Entzündung der Darmschleimhaut mit Geschwürbildung.

Diabetes insipidus: Eine Krankheit der Hirnanhangsdrüse oder der Nieren, nicht aber Diabetes mellitus. Auch Wasser-Diabetes genannt, um sie vom Zucker-Diabetes zu unterscheiden. Die Beschwerden sind meistens ähnlich wie beim Diabetes mellitus mit häufigem Harndrang, Durst und Hunger sowie Müdigkeitsgefühl, jedoch findet man hier keine erhöhten Blutzuckerwerte im Urin.

Diabetes mellitus: Eine Krankheit, die entsteht, wenn der Körper nicht mehr genug Insulin herstellt, um Glucose in die Körperzellen zu transportieren. Man unterscheidet zwei Haupttypen von Diabetes mellitus:

- insulinabhängiger Typ I, vorwiegend bei jungen Menschen unter 30 Jahren durch plötzlichen Streß oder Schock ausgelöst. Die Behandlung erfordert oft lebenslang Insulin, kann aber durch Dinkelkörnerkost eventuell beseitigt werden.
- nicht insulinabhängiger Typ II, wobei hier sogenannte Antidiabetica in den Beta-Zellen der Bauchspeicheldrüse die letzten Reste Insulin herausquetschen oder – wenn dies nach einigen Jahren nicht mehr möglich ist – auch Insulin täglich zugeführt werden muß. Die Krankheit kann durch

Dinkelkörnerkost und Bewegung so verbessert werden, daß Insulin oder Antidiabetica reduziert oder eingespart werden.

Diabetische Ketoacidose: Außer Kontrolle geratene Diabetes, die notfallmäßig behandelt werden muß. Meist ist der Blutzucker zu hoch geraten durch Krankheit oder zuwenig Bewegung. Der Körper versucht, Energie aus Fett abzubauen anstatt aus Kohlenhydraten. Folgende Symptome treten auf: Erbrechen und Übelkeit, Wasserverlust, Magenkrämpfe, Atemnot, Hitzeausbruch, fruchtartiger Geruch aus dem Mund, Blutdruck- und Pulsabfall.

Diabetische Retinopathie: Eine Krankheit der kleinen Gefäße in der Retina des Auges, wobei die Gefäße platzen und ausbluten können. Beim Fortschreiten kann Blindheit auftreten.

Divertikulose: Bindegewebsschwäche, wobei die Dickdarmtaschen nach außen gedrückt werden, in denen dann Fäulnisbakterien zu schweren Verdauungsstörungen führen.

Fettleber: Anlagerung von Fett in den Leberzellen, meist verursacht durch Alkoholismus, aber auch durch Diabetes, Übergewicht oder Schwangerschaft.

Funktionale Verdauungsstörungen: Beispiel *Colon irritabile:* Ausgelöst werden sie durch ein schwaches Nerven- oder Muskelsystem. Zu den Symptomen gehören Blähungen, Schmerzen und Verstopfung im Wechsel mit Durchfall, die immer wieder kommen, ohne daß eine organische Ursache zugrunde liegt.

Galle/Schwarzgalle: Flüssigkeit aus Gallensäure und Bilirubin, hergestellt in der Leber, angereichert in der Gallenblase. Gallensäure hilft bei der Verdauung von Fett. Ein Überschuß führt zur Übersäuerung des Organismus.

Gallensteine: Meist aus Cholesterin, in seltenen Fällen auch Verfestigung durch Bilirubin, beides Stoffe, die Steine in der Gallenblase oder im Gallengang bilden.

Gallensystem: Gallenblase und Gallengang, durch die die Gallenflüssigkeit in den Dünndarm gelangt.

Gastrin: Ein Hormon, das beim Essen ausgelöst wird, produziert im Magen mehr Magensäure.

Gastritis: Entzündung der Magenschleimhaut.

Gastroenteritis: Infektion von Magen und Darm, ausgelöst durch Bakterien, Viren und Parasiten, durch verseuchte Lebensmittel oder Wasser. Andere Ursachen sind Emotionen wie Sorge, Kummer oder Wut, die Symptome wie Durchfall, Erbrechen, Übelkeit und Krämpfe auslösen.

Gelbsucht: Gelbfärbung der Haut und der Skleren im Auge durch zuviel Bilirubin im Blut ist ein Symptom und keine Krankheit. Durch gründliche Diagnose ist die Ursache festzustellen. Lebensgefahr besteht bei Gallengangverschluß durch Entzündungen, einen Gallenstein, Parasiten oder Bauchspeicheldrüsenkrebs, wo sofort ärztliche Hilfe eingeholt werden muß. In allen anderen Fällen helfen Aloe und Bitterstoffe wie zum Beispiel Wermut-, Salbei- oder Tausendgüldenkrauttee.

Hämorrhoiden: Geschwollene Krampfadern im und um den After, ausgelöst durch faserstoffarme Kost, Bewegungsarmut und durch Verdauungsstörungen. Dadurch entstehen Juckreiz, Schmerzen und manchmal sogar Blutungen.

Helicobacter pylori: Spiralförmiges Bakterium, das sich auf der Magenschleimhaut aufhält und diese wie auch die Zwölffingerdarm-Schleimhaut zerstören kann und dadurch Magen- oder Zwölffingerdarmgeschwüre auslöst. Kann durch Galgant und hochdosierte Vitamin-C-Mengen beseitigt werden.

Hepatitis virale: Ausgelöst durch fünf verschiedene Virusarten.

Hepatitis-Typ	*Ansteckungsart*
Hepatitis A:	verseuchtes Wasser, verseuchte Lebensmittel
Hepatitis B:	Geschlechtsverkehr und verseuchte Injektionsnadeln
Hepatitis C:	wie bei B
Hepatitis D:	Hepatitis B ist Voraussetzung
Hepatitis E:	verseuchtes Wasser, schlechte Hygiene

Hiatushernie: Eine kleine Öffnung des Zwerchfells, das dem oberen Teil des Magens erlaubt, in den Brustraum zu wandern, wodurch Magensäure in die Speiseröhre zurückfließt und Sodbrennen auslöst.

Insulinschock: Ein schwerer Notfall, bei dem der Glucosespiegel im Blut zu rasch sinkt. Dabei treten Zittern, Schwitzen, Schwindel, Doppelsehen, Krämpfe und Kollaps ein. Der Insulinschock kann durch Dinkelkörnerkur vermieden werden.

Kohlenhydrate: Einer der drei Hauptenährungsstoffe des Körpers. Kohlenhydrate sind vor allem Zucker oder Stärke, die der Körper in Glucose abbaut und in der Leber beziehungsweise in den Muskeln als Glycogen speichert. Produziert der Körper nicht genügend Insulin, ist er nicht in der Lage, Kohlenhydrate in Energie umzuwandeln.

Kolik: Schmerzzustand und Krämpfe der Eingeweide.

Langerhanssche Inseln: Spezielle Bauchspeicheldrüsenzellen, die das Hormon Insulin herstellen, benannt nach dem deutschen Wissenschaftler Paul Langerhans, der diese Zellen 1869 entdeckte. Unter den fünf Zelltypen stellen die Beta-Zellen Insulin, die Alpha-Zellen Glucagon und die Delta-Zellen Somatostaton her.

Leberzirrhose: Chronisches Leiden der Leber, verursacht durch Zellzerstörung und Narbengewebe. Dadurch ist die Leber nicht mehr in der Lage, Giftstoffe wie Alkohol und Arzneimittel aus dem Blut zu entfernen, so daß die Giftstoffe sich im Blut anreichern und die Gehirnfunktion zerstören.

Magensäure: Salzsäure im Magen mit einem Säurewert von 1 bis 2, die zusammen mit Pepsin und anderen Enzymen Eiweiß zu Aminosäuren abbaut. Durch Untersäuerung ist das Eiweiß nicht mehr abbaubar, so daß es in Fäulnis übergeht, wodurch Magenkrebs und Darmschäden entstehen können. Daher ist die unnötige Einnahme von H_2-Säureblockern oder Antacida eine ziemlich gefährliche Angelegenheit.

Morbus Crohn: Chronische Entzündung der Darmschleimhaut, wobei die tieferen Schichten des Darmes betroffen sind.

Nichtsteroidale Anti-Entzündungsdrogen: Diese chemischen Arzneimittel blockieren die Produktion von Prostaglandinen – Substanzen, die Schmerzen und Entzündungen auslösen. Die Arzneimittel werden bei chronischen und akuten Entzündungszuständen der Magen- und Darmschleimhaut sowie bei Arthritis und Rheuma oder Zahnschmerzen eingesetzt. Dazu gehören Aspirin, Ibuprofen und Diclophenac (Voltaren). Alle diese Substanzen lösen Mikroblutungen in den Magenschleimhäuten aus und zerstören die natürliche Darmflora. Eine Heilung ist von diesen Medikamenten nicht zu erwarten.

Ösophagus-Varizen: Venenerweiterung der Speiseröhre. Wenn die Venen platzen, kann die Blutung zum Tod führen.

Polyp: Gutartige, nichtkrebsartige Schleimhauttasche, gefüllt mit schlechten Säften. Wird nach Säftereinigung kleiner oder verschwindet auch.

Reflux: Ein Zustand, bei dem der Magensaft oder kleine Speisereste in die Speiseröhre aufsteigen.

Rotavirus: Häufigster Virus bei Durchfall von Kleinkindern unter zwei Jahren.

Salmonellen: Ein Bakterium, das Durchfall auslösen kann.

Sekretin: Ein Hormon des Zwölffingerdarms, das den Magen anregt, Pepsin zu produzieren. Die Leber wird veranlaßt, Galle und die Bauchspeicheldrüse, Pankreassaft herzustellen.

Sitzbad: Eine spezielle Badewanne, in der der Patient in warmem Kräuterauszug (Zinnkraut, Kamille, Schafgarbe) sitzt, um Hämorrhoidalbeschwerden oder Analfissuren zu behandeln.

Sodbrennen: Schmerzhaftes Brennen hinter dem Brustbein, ausgelöst durch Magensäurerückfluß in die Speiseröhre. Fenchel- und Fenchel-Galgant-Tabletten sowie der Verzicht auf Lebensmittel, die Sodbrennen auslösen, können es verhindern. Weiter helfen: Gewichtsreduktion und Verzicht auf Nikotin.

Somatostatin: Ein Hormon der Bauchspeicheldrüse, das bei der Insulin-, Glucagon-, Gastrin-, Sekretin- und Reninhormonsynthese hilft.

Tripeltherapie: Eine Kombination von drei Arzneimitteln gegen die Helicobacter-pylori-Infektion, bestehend aus Antibiotika, Antacida und H_2-Säureblocker.

Ulcus: Ein Geschwür auf der Magen- oder Zwölffingerdarm-Schleimhaut.

Verdauungsstörungen: Störungen am Magen-Darm-Trakt, der Leber, der Gallenblase und der Bauchspeicheldrüse, ausgelöst durch falsche Ernährung, Streß, seelische Risikofaktoren, Umweltgifte, Rauchen und chemische Arzneimittel, vor allem Antibiotika, Cortison.

Klinische Studien haben ergeben, daß bei Verdauungsstörungen die Phytotherapie (Heilbehandlung mit pflanzlichen Substanzen) besser und harmloser wirkt als chemische Arzneimittel. Fenchel, Kümmel, Pfefferminze und Wermut beseitigen Bauchschmerzen, Völlegefühl, Übelkeit, Brechreiz, Aufstoßen, Sodbrennen und Appetitlosigkeit viel gründlicher als beispielsweise Antacida, H_2-Säureblocker, Wismutsalze oder Gastroprokinetika wie Metoclopramid. Das gleiche trifft für die Galgantwurzel als Universalmittel für Verdauungsstörungen zu.

Verstopfung: Ein Zustand, bei dem der Stuhl trocken und hart wird, meistens weniger als drei (schmerzhafte) Stuhlgänge in der Woche. Der Zustand kann durch eine Dinkelvollwertkost ziemlich rasch beseitigt werden.

Ursachen:

- nicht genug Faser- und Ballaststoffe
- nicht genug Flüssigkeit
- zuwenig Bewegung
- Veränderungen im Leben durch Schwangerschaft, Alter oder Reisen

- Unterdrückung des natürlichen Stuhlgangs (meist ist morgens die beste Zeit)
- zerstörte Darmflora oder Entzündungen der Magen-Darm-Schleimhaut
- *Colon irritabile* oder nervöser Darm
- Arzneimittelschäden

Zöliakie: Unfähigkeit, Gluten aus Weizen, Gerste, Hafer und Roggen zu verdauen. Unverdautes Gluten zerstört die Darmzotten im Dünndarm. Dadurch können keine Nährstoffe mehr aufgenommen werden. Es kommt zum Wachstumsstillstand. Bei den Erwachsenen nennt man diesen Zustand Sprue.

Literaturhinweise

Werke der hl. Hildegard

»Scivias«, Otto Müller Verlag, Salzburg.

»Der Mensch in der Verantwortung« (dt. Übersetzung des Buches »Liber Vitae Meritorum« = LVM), Otto Müller Verlag, Salzburg.

»Welt und Mensch« (dt. Übersetzung von »Liber Divinorum Operum« = LDO), Otto Müller Verlag, Salzburg.

»Causae et Curae« (= CC), (lat.), Neudruck der Basler Hildegard-Gesellschaft.

»Ursachen und Behandlung der Krankheiten« (= dt. Übersetzung von CC), Haug Verlag, Heidelberg.

»Physica« (lat.), Patrologia Latina (PL), Bd. CXCVII. Basler Hildegard-Gesellschaft.

»Heilmittel« (dt. Ausgabe der »Physica«), Basler Hildegard-Gesellschaft.

Hl. Hildegard: »Briefwechsel mit Wibert von Gembloux«, Walburga Storch, Pattloch Verlag.

Zur Medizin der hl. Hildegard

Hertzka, Dr. Gottfried: »So heilt Gott«, Christiana Verlag, Stein am Rhein.

Hertzka/Strehlow: »Die Küchengeheimnisse der Hildegard-Medizin«, Hermann Bauer Verlag, Freiburg.

Hertzka/Strehlow: »Die Edelsteinmedizin der hl. Hildegard«, Hermann Bauer Verlag, Freiburg.

Hertzka/Strehlow: »Handbuch der Hildegard-Medizin«, Hermann Bauer Verlag, Freiburg.

Hertzka/Strehlow: »Große Hildegard-Apotheke«, Hermann Bauer Verlag, Freiburg.

Strehlow, Dr. Wighard: »Ernährungstherapie der hl. Hildegard«, Hermann Bauer Verlag, Freiburg.

Strehlow, Dr. Wighard: »Heilen mit der Kraft der Seele – Die Psychotherapie der hl. Hildegard«, Hermann Bauer Verlag, Freiburg.

Strehlow, Dr. Wighard: »Lebensweisheiten der hl. Hildegard«, Kanisius Verlag. In der Reihe sind bisher erschienen:

- »Die Kunst des Alterns«
- »Das rechte Maß als Lebensprinzip«
- »Wege aus der Traurigkeit«
- »Durchbruch zur Liebe«
- »Freuden und Leidenschaften des Alters«
- »Heil, Heilung, Heiligkeit«
- »Über die Wut im Bauch«

Strehlow, Dr. Wighard: »Hildegard-Heilkunde von A–Z«, Droemer Knaur Verlag, München.

Strehlow, Dr. Wighard: »Das Hildegard von Bingen Kochbuch«, Heyne Verlag, München.

Strehlow, Dr. Wighard: »Hildegard-Heilkunde, kurz und praktisch«, Hermann Bauer Verlag, Freiburg.

Strehlow, Dr. Wighard: »Wie Hildegard-Medizin vorbeugt und heilt«, Herder Verlag, Freiburg u. a.

Strehlow, Dr. Wighard: »Hildegard-Medizin für alle Tage«, Droemer Knaur Verlag, München.

Bezugsquellen

Verwenden Sie ausschließlich die Präparate der Firma JURA-Naturheilmittel. JURA ist der einzige Hersteller, bei dem die wichtigsten Heilkräuter und Gewürze sowie Originalzubereitungen nach Dr. Hertzka erhältlich sind. Sortimentslisten können dort angefordert werden. Hildegard-Rezepturen können jedoch nur über Apotheken bei der Firma JURA bezogen werden.

Deutschland

Hildegard-Produkte allgemein

- JURA-Naturheilmittel KG, Wolfgang Gollwitzer, Nestgasse 2–6, 78464 Konstanz, Tel. 0 75 31 / 3 14 87, Fax 0 75 31 / 3 34 03
- Stadtmühle, Egon Binz, 78187 Geisingen, Tel. 0 77 04 / 92 41-0, Fax 0 77 04 / 92 41-11; Filiale Konstanz: Theodor-Heuss-Str. 36, 78467 Konstanz
- s' Geisarieder Lädele, Rosenweg 2, 87616 Marktoberdorf-Geisenried, Tel. 0 83 42 / 21 15 oder 0 83 42 / 53 98

Dachsfellgürtel und -schuhe

- Schuhmacherei Pollak, Rosenweg 3, 78315 Radolf-Liggeringen

Dinkelspelzunterbetten, -steppdecken und -kopfkissen

- Waltraud Daum, Rechenauer Str. 95, 83022 Rosenheim, Tel. 0 80 31 / 8 69 72

Edelsteine

- Schleiferstüble, G. Mehl, Wessenbergstr. 31, 78462 Konstanz, Tel. 0 75 31 / 2 28 13
- Dietlinde van der Zalm, Hochstr. 6, 65558 Isselbach-Ruppenrod, Tel. 0 64 39 / 10 69

Edelkastanienhölzer, Spazierstöcke, Greiflinge

- Rebholz KG, Pommernweg 5, 71720 Oberstenfeld, Tel. 0 70 62 / 55 35

Dinkelbier

- Apostel-Bräu, Eben 11–15, 94051 Hauzenberg, Tel. 0 85 86 / 22 00

Biologischer Weinbau

- Willy Frey, Rüstlinberg 5, 79112 Freiburg-Tiengen, Tel. 0 76 64 / 22 23
- Weinbau und Weinkellerei Georg Pfisterer, Landstr. 78, 69198 Schriesheim, Tel. 0 62 03 / 6 12 88
- Hotel Sponheimer Hof, Fam. Heinz Schütz, Sponheimer Str. 19–23, 56850 Enkirch/Mosel, Tel. 0 65 41 / 66 28 oder 42 04 (Hildegard-Küche und -Ferien)

Kräuter und Gewürze

- Gärtnerei Bornträger und Schlemmer, 67591 Offstein, Tel. 0 62 43 / 70 79

Schweiz

- Hildegard Vertriebs AG, Aeschenvorstadt 24, CH-4010 Basel, Tel. 0 61 / 2 79 91 51
- Gärtnerei Bolliger, Wilstr. 44, CH-4511 Horriwil, Tel. 0 65 / 44 20 66
- Gärtnerei R. Braun, Bronschhoferstr. 48, CH-9500 Wil/SG, Tel. 0 73 / 22 17 52

Österreich

- Helmut Posch, Weinbergweg, A-4800 St. Georgen/Attg., Tel. 0 76 67 / 63 61-0

Kontaktadressen

Hildegard-Zentrum Bodensee
Kurhaus Hildegard und Hildegard-Praxis
Dr. W. Strehlow, Strandweg 1, 78476 Allensbach,
Tel. 0 75 33 / 74 33, Fax 0 75 33 / 74 79

Förderkreis Hildegard von Bingen Konstanz e.V.
Schiffstr. 2, 78464 Konstanz

Bund der Freunde Hildegards, Weinbergweg,
A-4880 St. Georgen/Attg.

Internationale Gesellschaft Hildegard von Bingen,
CH-6390 Engelberg

Region Ostschweiz: Jean Egli, Einfangstr. 16,
CH-8580 Amriswil, Tel. 0 71 / 67 30 35

Hildegard-Kurier: Bund der Freunde Hildegards,
Weinbergweg, A-4880 St. Georgen/Attg.

International Society of Hildegard von Bingen Studies,
Prof. John Felice (Treasurer), 11 Pemberton Street,
Cambridge, MA 02140, USA.

Register

Beschwerden und Krankheiten

Die wichtigsten Heilmittel und -methoden

Hildegard Medizin

DAS GESUNDHEITSPROGRAMM

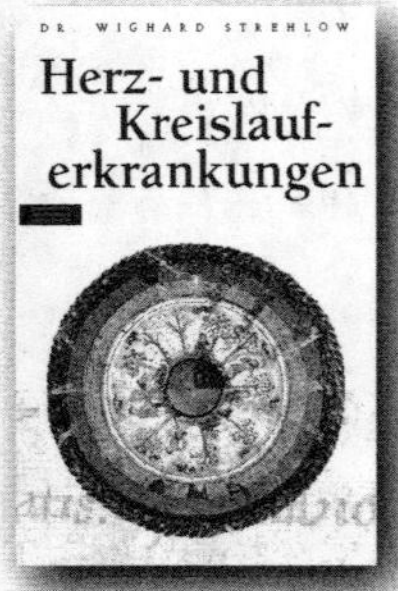

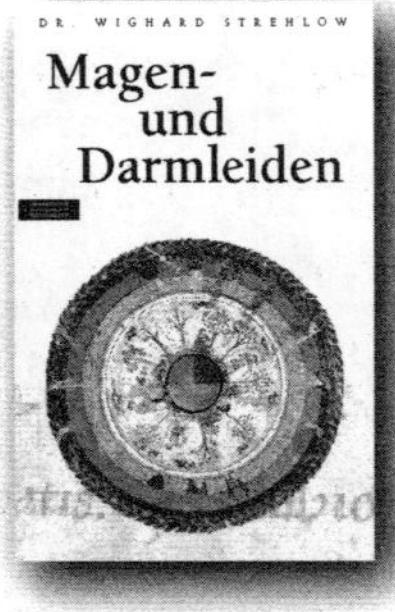

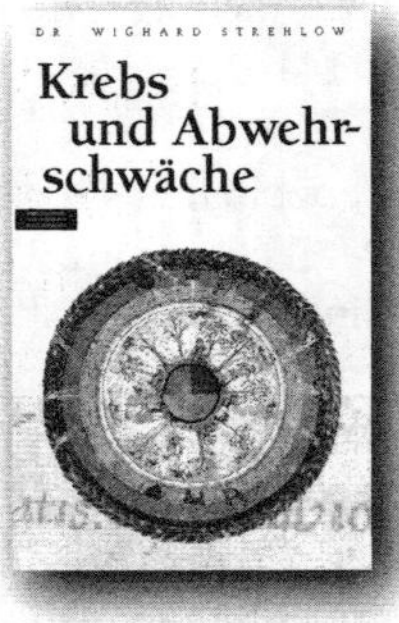

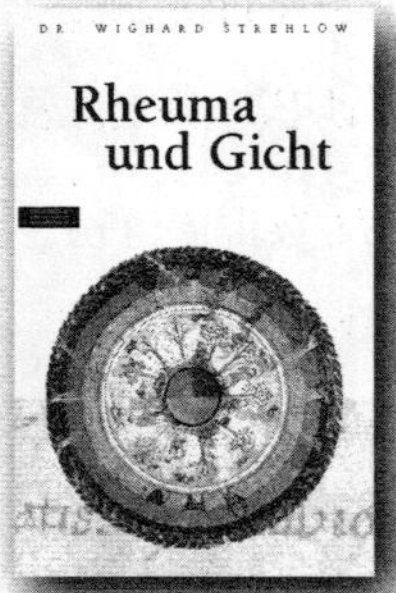

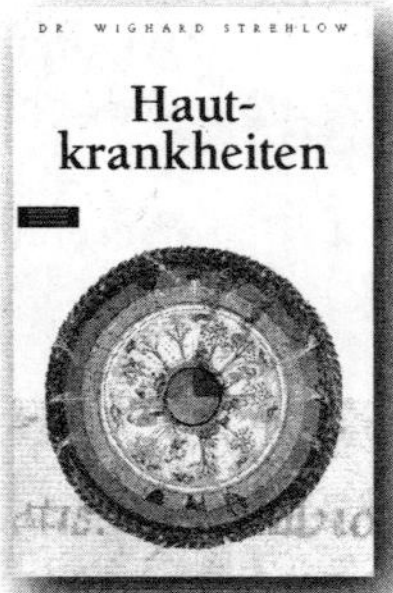

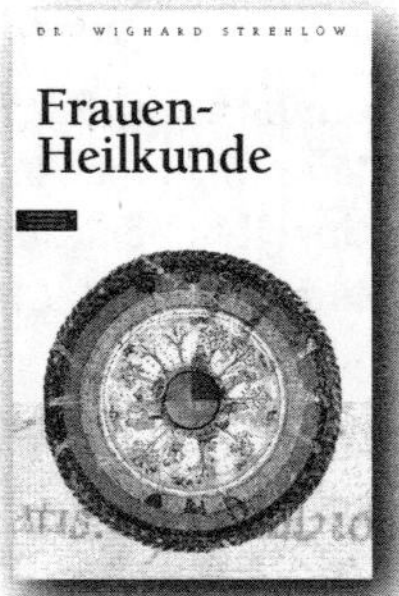

ERSTE VOLLSTÄNDIGE GESAMTAUSGABE

STREHLOW-VERLAG
MEDIZIN DER ZUKUNFT

Kurhaus Hildegard
Strandweg 1
78476 Allensbach
Telefon 0 75 33/74 33
Fax 0 75 33/74 79
hildegardpraxis@st-hildegard.com
www. hildegardmed.de

Bestellungen beim Verlag oder im Buchhandel erhältlich

Ingwer-Ausleitungskekse